Storytone

#hackingmydepression

Maarten Hemmen

Originalausgabe

Gestaltung:
Saida Ibrahimava

Lektorat, Layout & Satz:
Sandra Krichling, Max Bäumker & Matthäus Cygan

ISBN 978-3-9824547-2-6

„Deutschland, wir müssen reden."

Vorwort

„Mein Name ist Maarten Hemmen."

So fange ich mittlerweile meistens an, wenn ich öffentlich spreche oder Workshops gebe, wenn ich meine Geschichte erzähle, eine Geschichte, die traurig ist, weil ich sie so lange mit mir rumtragen musste, weil ich lange unnötig schwer gelitten habe. Jetzt, wo ich spreche, wo ich das Tabu durchbreche, das wir in unserer Gesellschaft aufgebaut haben in Bezug auf Depressionen und andere psychische Probleme, geht es mir aber besser als je zuvor. Manchmal nimmt man sich was im Leben vor, wie zum Beispiel ein Buch über Depressionen zu schreiben. Haben noch nicht so viele vor mir gemacht (außer Professoren, die beschrieben, wie schlimm das alles ist). Man kann sich wenig abgucken, und die Frage, ob es überhaupt jemanden interessiert, ist auch noch nicht geklärt. Den Großteil meines Lebens habe ich mit Depressionen gekämpft. Vielmehr habe ich eigentlich mit mir gekämpft oder vielleicht sogar noch mehr dafür gekämpft, so wenig wie möglich *ich* zu sein. Mittlerweile glaube ich, dass man krank wird, wenn man das, was in einem steckt, ignoriert. In meinen Coachings und Retreats arbeite ich hauptsächlich daran, den Menschen wieder zuhören zu lassen. Sich selbst zuhören. Den Körper wieder spüren und kommunizieren lernen mit sich selbst. Es wird immer leichter sein, sich auf externe Einflüsse zu konzentrieren, aber du bist ein Leben lang mit dir, mit deinem Körper, deinem Geist! Also macht es Sinn, sie gut kennenzulernen.

Dieses Buch ist meine Geschichte, eine Biografie, wenn du magst. Es ist kein Fachbuch, kein Hilfe-zur-Selbsthilfe-Buch. Die Ereignisse sind so niedergeschrieben, wie ich sie erlebt habe. Im besten Fall kannst du mit meiner Geschichte etwas anfangen und für dich auf die Suche gehen. So, wie ich es tat.

Dieses Buch ist für meine Familie: Mama, Papa, Broeder, Zusje, alle, die bij hun horen en mijn eigen kleine Familie: Selam en Helina.

Mein Name ist Maarten Hemmen

Ich wurde geboren in Ter Apel, in Groningen, Holland. Im Übrigen darf man ruhig „Holland" sagen und muss nicht immer „Die Niederlande" sagen, weil wir sonst sauer werden. Um ehrlich zu sein, interessiert es, glaube ich, keinen Holländer, ob ihr Holland oder Niederlande sagt. Mittlerweile gibt es Ter Apel nicht mehr, weil keiner da mehr wohnen wollte. Und das sagt auch schon alles über Ter Apel aus. Ich bin geboren in einer Familie (wie die meisten) und habe zwei Eltern (wie auch die meisten von euch). Ich hab einen älteren Bruder, Thijs, und eine jüngere Schwester, Noortje. Mama heißt Frouk, Papa Erick. An meine frühe Kindheit kann ich mich kaum erinnern, aber ich weiß, dass wir irgendwann nach Assen gezogen sind. Vielleicht waren wir die Letzten, die Ter Apel verlassen haben. In Assen bin ich zur Schule gegangen.

Ich war nicht unbedingt auffällig in der Schule aufgrund meiner Leistung, ich war aber eigentlich gar nicht so dumm und bin gut mitgekommen. Auffällig war, dass ich zum Beispiel im Kreisgespräch sehr viele Fragen an andere Kinder stellte. Wenn sie von ihren Wochenenden erzählt haben, wollte ich unbedingt alles wissen. Welches Transportmittel sie benutzt haben, mit wem sie unterwegs waren, worüber geredet wurde, welche Gerüche sie wahrgenommen haben, bis hin zu, wie sich die Kinder in bestimmten Momenten gefühlt haben. Die armen Kleinkinder konnten noch nicht mal ihren Vornamen buchstabieren und ich durchlöcherte sie schon mit Fragen wie ein Hobby-Psychologe. „Maarten ist sehr interessiert an den anderen Kindern", lautete eine Überschrift aus einem meiner Rapporte in der Grundschule, und das war ich auch tatsächlich. Ich wollte immer wissen, ob das, was ich fühle, auch von anderen wahrgenommen wurde. Vielleicht wollte ich eher wissen, ob es stimmt, dass ich teilweise spüren konnte, was die anderen Kinder spürten, oder wenigstens, ob sie das gleiche spürten wie ich.

Ich fühlte mich nicht sehr wohl auf meinem Platz in der Schule. Ich musste immer sitzen, obwohl ich stehen wollte. Ich musste leise sein und Sachen erledigen, obwohl ich so viele Fragen hatte. Ich durfte mich nicht so viel mit den anderen Kindern in meiner Gruppe unterhalten, wie ich es gern getan hätte, und musste lernen zu lesen, zu schreiben und zu rechnen.

Ich nahm als Kind schon extrem viel wahr. Lichtverhältnisse, Gerüche, Geräusche, Emotionen und sogar Energien. Viele dieser Eindrücke machten mir eigentlich Angst und ich glaube, dass kleine Gehirne nicht wirklich umgehen können mit so viel Information. Wer mich jetzt schon für esoterisch oder verrückt hält, den verweise ich gern bei einer Tasse Kaffee oder Tee auf über 100 Studien, die nachweisen, dass wir sehr viel mehr wahrnehmen können als wir denken. Dass wir diese Fähigkeit nur verloren haben in Hunderten von Jahren.

Ich war ein sehr energetisches Kind und konnte schlecht stillsitzen oder Aufgaben erledigen, die ich für wenig sinnvoll hielt. Deswegen durfte ich schon früh viel Sport machen. Ich lernte schwimmen, da ich mehrmals fast kopfüber von irgendwelchen Brücken gestürzt war oder beim Enten füttern irgendwann bis zu den Knien im Wasser gestanden hatte. Meine Mama hatte Angst, dass ich irgendwann mal ertrinken würde, also Schwimmunterricht. Ich war ein schrecklicher Schwimmer, beziehungsweise war meine Aufmerksamkeit für den Schwimmunterricht nicht vorhanden, aber ich hatte eine Menge Spaß im Wasser (was verboten war in den 90er - Jahren). Es dauerte unglaublich lange, bis ich mein Seepferdchen bekam. Als Strafe oder Schutzmaßnahme von meiner Mutter musste ich weitermachen. Ich machte sieben weitere Schwimmdiplome und bin am Ende ein ziemlich guter Schwimmer geworden, ausschließlich weil ich gefühlte 15 Jahre Schwimmunterricht hatte. Später beim Surfen und am Strand hat es mir ein paarmal ziemlich gutgetan, dass ich Menschen aus den Wellen retten kann oder selbst gegen die Strömung wieder an Land komme.

Im Anschluss folgte das Turnen. Ich weiß nicht genau, warum, vielleicht, weil mein Vater früher lange geturnt hatte. Der Turnlehrer hieß Kees, ein typisch holländischer Name, und Kees sah ziemlich typisch holländisch aus, obwohl er ein wenig gedrungen war. Er hatte blonde Haare, einen blonden Schnurrbart und sehr viel Interesse an den Mädchen in der Gruppe. Ich mochte Kees überhaupt nicht! Er stand da wie ein General und brüllte uns immer an. Wir mussten zur Begrüßung auf der Matte stehen, als ständen wir in der Reihe bei der Armee. Dann haute er uns auf den Bauch, den Po oder die Beine und schrie: „Anspannen das Zeug!" Ich wusste nie so recht, was von mir erwartet wurde, lernte aber sehr schnell von Kees, dass ich am besten nicht frage und einfach so tue, als wäre ich mit meiner Übung beschäftigt. Das Gebäude, in dem wir turnten, lag neben einem alten Friedhof, und damit fühlte ich mich auch sehr unwohl. Auf irgendeine Art und Weise spürte ich den Tod in diesem Gebäude. Ich konnte es riechen, obwohl man den Friedhof durch das Fenster nicht sehen konnte. Es fühlte sich dort an, als würde mir jemand oder irgendwas ständig die Kehle zukneifen. Aber das war Kees egal, er schrie weiter, und ich bat meine Mama etliche Male, nicht mehr turnen zu müssen. Irgendwann durfte ich aufhören damit.

Nach einer sportlichen Pause wählte ich Basketball, wo ich es später ins erste Team schaffte, das national und international um Titel spielte. Ich bin ehrlich gesagt kein Ausnahmetalent im Basketball. Ich kann gut verteidigen und mein Wurf ist nicht unbedingt schlecht. Was ich aber schon immer gut konnte, ist Bewegungen und ihre Ästhetik verstehen. Das mag komisch klingen, aber viel im Sport ist schönen Bewegungen gewidmet. Schau dir Michael Jordan mal an, aber wirf mir jetzt bitte nicht vor, ich würde mich mit dem greatest of all time vergleichen. ☺

Dann folgte meine größte Sportliebe: Taekwondo. Meine Mama fand es überhaupt nicht gut, dass ich immer bunt und blau nach Hause kam, aber ich finde, es ist die schönste Sportart, die ich je gemacht habe. Meine Trainer waren nicht unbedingt auf dem letzten Stand in Sachen Pädagogik, aber ich liebte das Training und den Sport über alles.

Auch im Taekwondo verstand ich die Bewegungsästhetik sehr gut, und ich wurde besser und durfte in Almelo mit der Landesauswahl trainieren. Wir fuhren aus Zwolle mehrmals die Woche dorthin und ich überlegte mir, eine Karriere im Taekwondo einzuschlagen.

Bei all diesen Sportarten gab es nur ein kleines Manko: In der Welt der Performance wird nicht viel über Gefühle gesprochen, und schon gar nicht über die Tabuthemen wie Angst oder Trauer. Ich hatte so wie in der Schule nur eine Wahl: alles wegdrücken und über Leistung Aufmerksamkeit erzielen und vor allen Dingen keine Fragen stellen. Wenn ich gewann, wenn ich „performte", war alles gut. Wenn nicht, war ich unsichtbar, unwichtig, also gewann ich alles, fragte nichts, und gab nie auf. Dabei wollte ich, eigentlich genau wie früher, immer noch wissen, warum ich fühlte, was ich fühlte. Wenn ich ein Turnier gewonnen hatte oder einen Knock-out erzielte, beschäftigte ich mich mehr mit den Gefühlen des Gegners als mit dem Gewinnen. Nach etlichen Turnieren fuhr ich mit Tränen in den Augen nach Hause. Ich saß hinten im Auto mit all diesen Gefühlen, all diesen Fragen. Es gab für mich nur eine Option! Eine Option, die mir mehrmals das Leben gerettet hat: Kopfhörer auf und laut Musik hören!

Sie ist neben dem Sport meine zweite Liebe: die Musik. Wenn ich sehr unruhig war als Kind, bekam ich von meinen Eltern einen Kopfhörer auf. Einen riesigen alten AKG-Kopfhörer, bei dem der Schaum schon fast komplett weg war, und ich hörte Sting, Phil Collins oder Michael Jackson. Es waren die wenigen Momente, in denen ich ruhig und leise war. Ich habe meine Eltern nie gefragt, aber jetzt, da ich selber weiß, wie anstrengend es sein kann, Eltern zu sein, schätze ich, dass ich tausende Stunden Musik auf die Ohren bekommen habe, damit meine Eltern ein wenig Ruhe hatten. Manchmal denke ich, meine Eltern wollten mich von allem erst mal abschrecken: Sport, Musik oder überhaupt von Hobbys. Ich fuhr mit meinem Vater in seinem Chevy Van, den er von der amerikanischen Firma, für die er arbeitete, bekommen hatte, und wir hörten knallend laut „In the air tonight" von Phil Collins auf dem Weg zum Blockflötenunterricht. Es war sogar noch ein wenig schlimmer. Es war musikalische Früherziehung. Da spielten zwölf Kinder wie komplett Geistesgestörte auf Blockflöten, Handtrommeln und Glockenspielen und ein leicht überarbeiteter Früherzieher versuchte, die Gruppe im Zaum zu halten. Ich verstand damals nicht, und verstehe immer noch nicht, warum Kinder nicht einfach Tonleitern oder Alle meine Entchen auf einer elektrischen Gitarre lernen können, sondern unbedingt erst mal auf einer Blockflöte üben müssen.

Die musikalische Früherziehung hinter mir gelassen, gab es vorerst eine lange Zeit nichts, also kein Musikunterricht. Ich hörte aber jeden Tag, so oft ich konnte, Musik. Meine Nachbarn, die Eltern von Sebastian, nahmen mir Kassetten mit Whitney Houston, Gloria Estafan und The Police auf. Alle anderen Kassetten bekam ich von meinen Eltern. Ich habe Musik schon immer so geliebt, weil die Emotionen, die Spannung, die Aggression, alles, was ich in mir spürte, in Form von Tönen vorkam. Es schallte in den Stimmen, Harmonien und Drum Fills zurück zu mir. Auf dem Weg zur Schule, im Urlaub, auf dem

Rückweg, beim Einschlafen oder wenn ich bei Menschen zu Besuch sein musste, ich hatte immer meine Musik dabei. Sie hilft mir jeden Tag.

Irgendwann meinte ein Arzt, ich sollte Trompete spielen, weil ich als Kind Atemproblemen hatte und ein Blasinstrument würde meinen Lungen guttun. Also fuhren wir zum Tag der offenen Tür der lokalen Musikschule und dort gab es einen Raum mit einem Schlagzeug. Yes, ein Schlagzeug, Baby. Obwohl wir für ein anderes Instrument da sind, kann ich mich vom Schlagzeug nicht lösen, und nach ewig langem Gejammer darf ich es ausprobieren. Aber ehrlich gesagt liegt die Erinnerung so weit zurück, dass es auch so gewesen sein kann, dass ich so lange gejammert habe, bis Mama gesagt hat:

„Es reicht mir, wir fahren wieder nach Hause."

Wie es auch gewesen sein mag, ich habe noch lange warten müssen, bis ich mein erstes Schlagzeug bekam.

Irgendwann, als ich ungefähr 14 Jahre alt war, bot unser Nachbar uns sein Schlagzeug an und ich durfte es in meinem Zimmer aufbauen. Ich einigte mich mit meinen Eltern, dass ich zwischen 16 und 18 Uhr spielen durfte, damit unsere Nachbarn nicht komplett verrückt werden würden. Ich habe ab diesem Moment gefühlt jeden Nachmittag für diese zwei Stunden meine Kopfhörer aufgesetzt und jede CD, die ich besaß, mitgespielt.

Als ich schon ein wenig spielen konnte, durfte ich zusätzlich zum Schlagzeugunterricht gehen. Was so viel hieß wie, ich durfte eine Stunde lang nicht Musik spielen, sondern musste Notenlesen lernen und staubige Übungsbücher-Songs in verschiedenen Stilarten mitspielen. Ich war nicht sehr glücklich beim Schlagzeugunterricht, aber ich machte trotzdem weiter, weil ich das Schlagzeug liebte. Und als ich 16 oder 17 war, durfte ich in Zwolle, wo wir mittlerweile wohnten, an dem „vooropleiding“ (auch bekannt als Vorbereitungsjahr) am Konservatorium teilnehmen. Ich war hellauf begeistert, bis ich am Konservatorium war und ich unten im Keller noch mehr Notenlesen, Märsche mitspielen und langweilige Sachen machen musste. Ziemlich schnell nutzte ich jede Ausrede, um nicht mehr zum Konservatorium zu müssen, und ich glaube, dass ich irgendwann (wenn ich mich recht erinnere) auch nicht mehr eingeladen wurde, um die Aufnahmeprüfung zu machen.

***

Inzwischen war es auf der Schule auch nicht viel besser, ich hatte immer noch extreme Probleme damit, still zu sitzen, und sah nicht ein, warum ich Sachen lernen sollte, die mich überhaupt nicht interessierten. Das habe ich von meinem Vater. Ich kriegte mich also ziemlich in die Haare mit verschiedensten Lehrern. Dass ich die Schule trotzdem abgeschlossen habe, habe ich zwei besonderen Menschen zu verdanken: meinem Deutsch-Lehrer Herr Hamming und meiner Holländisch-Lehrerin Frau van der Goot.

Als ich irgendwann im Deutsch-Unterricht mal wieder ein wenig zu deutlich anmerkte, dass ich alles ziemlich langweilig finde, fragte Herr Hamming mich, was los sei.

„Ich langweile mich“, antworte ich.

„Was würdest du denn lieber gerade machen?", fragt er.

„Weiß nicht, Basketball spielen zum Beispiel", sage ich.

Seine Antwort überrascht mich heute noch:

„Ja, dann hol dir einen Ball und spiele."

Ich zweifele kurz und bin mir nicht sicher, was das zu bedeuten hat. Normalerweise ist, vor allem bei Lehrern, immer irgendwo ein Haken. Er würde mich doch nicht einfach so gehen lassen?

„Hauptsache, du bist fünf Minuten vor Ende der Unterrichtsstunde wieder hier."

Ich stehe auf, laufe raus, hole mir einen Ball aus der Sporthalle und spiele draußen Basketball, bis fünf Minuten vor Ende des Unterrichts. Als ich wieder reinkomme, fragt Herr Hamming:

„Und wie war es?"

Ich bin immer noch ein wenig argwöhnisch und antworte:

„Ziemlich okay."

„Schön" meint er. „Hier sind die Hausaufgaben für diese Woche, wir sehen uns nächste Woche."

Und das war es. Tatsächlich hat er mich einfach Basketball spielen lassen. Jahre später (vielleicht bei der Abschlussfeier der Schule) sprechen wir noch mal darüber und er meint:

„Ich sehe nicht ein, jemanden, der sich lieber bewegt, stundenlang Bücher lesen zu lassen und zum Rumsitzen zu zwingen. Das bringt doch gar nichts. Du warst immer gut genug in Deutsch, hast deine Hausaufgaben gemacht, das ist das, was zählt."

Frau van der Goot ist ein Engel und sie hat außerdem zwei unglaublich hübsche Tochter. Auf die Ältere von den beiden hatte ich ein Auge geworfen. Genau in dem Moment, als ich eigentlich alles in der Schule schmeißen wollte, bekam ich sie als Mentorin. Sie sprach mit mir anders als die meisten Lehrer. Nicht von oben herab, nicht mit so viel Müssen und Zwang. Sie sprach mit mir fast so, als wären wir auf Augenhöhe. Das war sehr ungewöhnlich für viele Lehrer damals, und heute vielleicht auch noch.

„Ich verstehe, dass du keinen Bock auf die Schule hast, Maarten, aber ist es sinnvoll, jetzt kurz vor knapp aufzugeben?" Sie schaut mich freundlich an. „Ich habe auch nicht immer Bock auf euch, wenn dir das weiterhilft." Ich lächele. „Wie kriegen wir es denn hin, dass du es mit so wenig Mühe oder Einsatz wie möglich hier fertig machst?"

Sie hat meine Aufmerksamkeit. Wir beschließen, dass ich die Fächer, in denen ich sehr gut bin, Sprache und Sport hauptsächlich, als Leistungskurse nehme, und die Fächer, die ich weniger beherrsche, Mathe zum Beispiel, als Nebenfächer.

„Und dann machst du es folgendermaßen: Du kommst am Montag und Mittwoch zu mir, kommst aber nicht in den Unterricht, sondern setzt dich in den Flur und studierst. Dann kannst du danach direkt zum Training und musst abends nichts mehr machen."

So einfach kann es gehen. Ich schaffe die Schule, gerade so, aber ich bin frei zu tun, was ich möchte.

Aber was möchte ich denn überhaupt?

In all der Zeit als Jugendlicher hat mich eigentlich nie eine Person gefragt, was ich möchte, was ich wirklich möchte, was ich wirklich spüre. Fast alle Erwachsenen wollten, dass ich mache, was sie wollten. Dann war alles gut.

Ich trage immer noch tiefe Spuren davon, dass die meisten Erwachsenen nur lachten und mich für einen Spinner hielten, wenn ich zu erklären versuchte, wie ich die Welt sah. Die Welt zu einem besseren Ort machen, Menschen einen Ort bieten für ihre Gefühle und Fragen oder die Wale vorm Aussterben retten. Das kam schon damals nicht so gut bei den meisten an und heute immer noch nicht.

In der „vooropleiding“ vom Konservatorium in Zwolle habe ich zwar gemerkt, dass ich Musik liebe, aber ich wollte mich nicht vier Jahre mit Märschen und Musiktheorie quälen. Ich war mir nicht sicher, was ich eigentlich möchte. Sport war durch, Musik anscheinend nicht wirklich eine Option.

Meine Mama, die selbst als Grundschullehrerin angefangen hatte, fand es eine gute Idee, dass ich vielleicht auch Grundschullehrer werde. „Du bist doch so gut mit Kindern“, klingt wie ein gutes Argument, und so landete ich, nachdem ich ein paar handwerkliche Ausbildungen gemacht hatte, auf der PABO, der holländischen Institution für die Ausbildung von Grundschullehrern. Ich hatte eine gute Zeit dort. Das hatte vor allem damit zu tun, dass viele Mädchen dort studierten. Sonst interessierte mich das Studium kaum. Außerdem hatte das Gebäude eine ähnliche Energie wie die Turnhalle, in der ich als

Kind gewesen war, und ich wollte am liebsten immer schnell raus, wenn ich dort war. Die PABO war nicht mein Weg. Ich spürte einen immer größeren Widerstand in meinem Körper. Nachdem ich dann ein Praktikum in einer Grundschule in Apeldoorn absolviert hatte und nochmal an alles, was mir in der Schule gegen den Strich gegangen war, erinnert wurde, wusste ich, dass ich etwas anderes machen muss. Nachdem ich abgebrochen hatte, sprach ich mit einem meiner ältesten Freunde, Eelco Topper.

***

Eelco lernte ich kennen, als er mit meinem Bruder im Supermarkt gearbeitet hat, bei dem ich später auch angefangen habe. Eelco war Skater, Rapper und ich fand ihn ziemlich cool. Er hatte eine kleine Crew, mit der er oft skaten ging oder um die Häuser zog. Ich wollte unbedingt zu dieser Crew gehören und nervte ihn oft, wenn er sich mit meinem Bruder traf. Ich nervte ihn und seine Crew irgendwann so sehr, dass sie mich mitlaufen ließen, aber mich irgendwo ins Wasser schmissen. Und obwohl ich schon längst einen Schwarzgurt in Taekwondo besaß, fand ich die Jungs so cool, dass ich nichts unternahm oder mich rächen wollte. Eelco spielte Klavier. Zu Hause hatten seine Eltern einen Flügel stehen und sein Vater hatte ein kleines Studio in der Garage.

Irgendwann freundeten wir uns über Basketball und dann über Musik mehr an. Ich kam oft vorbei, um in der Garage Schlagzeug zu spielen oder zusammen an einer „Beatmachine“ zu sitzen und Beats zu bauen. Eelco zog irgendwann nach Utrecht, um Klavier am Konservatorium zu studieren. Als ich bei ihm zu Besuch war, erzählte er mir vom Konservatorium in Rotterdam, und dass es dort wohl eine ziemlich coole Abteilung gibt, wo man „Pop-Musik" studieren kann. Bis dahin gab es auf den meisten Konservatorien nur „Leichte Musik" zu studieren, was eigentlich Jazz ist, aber ein bisschen weniger strikt und verkorkst. Aber dort in Rotterdam ging es anscheinend wohl echt um Pop-Musik. Mein Interesse war geweckt und zusammen mit meinem Cousin Chiel fuhr ich nach Rotterdam zum Tag der offenen Tür, um mir die Pop-Abteilung anzuschauen.

Als wir ankamen, war ich ein wenig überrascht. Nachdem wir im Hauptgebäude des Konservatoriums an der Kruiskade waren, ein riesiges, helles und modernes Gebäude, näherten wir uns der Pop-Abteilung. Diese war ein wenig versteckt in einer Ecke an der Maas. Der frühere Veranstaltungsort und Proberaum-Komplex hieß „Waterfront" und war ziemlich runtergekommen. Die alten Proberäume rochen nach Alkohol und kaltem Rauch und das Licht der Neonröhren machte es nicht unbedingt gemütlicher. Was mir aber direkt gefiel, war, dass aus allen Räumen Musik erklang und es so aussah, als würde hier viel moderne Musik praktiziert. Ich hörte HipHop-Beats, Rock-Gitarren und irgendwo eine Klavier-Ballade und eine Sängerin. Wir kamen im Raum der Schlagzeug-Abteilung an und dort spielten ein paar motivierte Jungs vor.

Es saß ein grauer, unfreundlich schauender Mann in der Ecke und betrachtete alles. Als ein junger Bursche fertig war, sagte er, ohne ihm in die Augen zu schauen:

„Was willst du jetzt damit sagen?“ Der Junge schaute verwirrt in den Raum. „Ja, spielen und prügeln kann jeder, aber was willst du damit sagen?“

Er zuckte mit den Schultern und schaute den Jungen ein wenig verachtungsvoll an. Ich wusste nicht, ob ich ihn cool finden sollte oder eher nicht. Es spielte noch ein weiterer Junge vor. Der Mann unterbrach ihn, setzte einen seiner Schüler hinter das Schlagzeug und ließ ihn spielen. Irgendwie hatte ich nicht mehr so große Lust vorzuspielen und wir zogen weiter durch die Räume.

In den anderen Räumen herrschte eine super Stimmung. Es wurden Live-Beats gemischt, der Bassgitarren-Dozent sah freundlich und lustig aus, aber ich konnte nicht wirklich Bass spielen. Ich konnte noch nicht mal so gut Schlagzeug spielen, weil ich erst vor ein paar Jahren angefangen hatte. Wir fuhren zurück nach Hause und ich entschied für mich, dass es das Konservatorium einfach nicht sein soll.

***

Mit meinem Vater hatte ich als Kind ein schwieriges Verhältnis und ich würde lügen, wenn ich sage, es hätte mich nicht geprägt. Desto überraschender ist es wahrscheinlich, dass er heute mein Freund, Mentor, Supporter und größter Fan ist. Wir haben eine unglaublich tiefe und erfüllende Beziehung aufgebaut. Dafür haben wir beide kämpfen müssen. Mit unglaublich emotionalen Gesprächen, dem Durchleben von persönlichen Schicksalen, um einander verstehen und verzeihen zu können. Und um festzustellen, wie erschreckend ähnlich wir uns eigentlich sind. „Papa, ich liebe dich bis zum Mond und wieder zurück."

Aber als Kind war ich anders, anders als meine Geschwister, anders als anderen Kinder, anders als mein Vater es kannte, und anders, als er es von seinen Eltern gelernt hatte. Ich war unruhig, unvorhersehbar, sozial und sehr sensibel. Mein Vater ist ein Mann weniger Worte und wiederholt nicht gerne, was er schon einmal gesagt hat. Ich war aber 90 Prozent des Tages in meiner eigenen Welt unterwegs und hatte dazu noch viele Unfälle. Er wusste nicht genau, wie er mit mir umgehen soll, und unser Verhältnis wurde über die Jahre immer schwieriger. Erst spät habe ich von meiner Mutter erfahren, dass er nächtelang wach gelegen, sogar geheult hat und sich wirklich Mühe gegeben hat, mich zu verstehen. Aber ich war wie ein Außerirdischer für ihn.

Ein lustiges Beispiel für unser Verhältnis, an das wir uns gerne an Weihnachten am Tisch erinnern, ist, als mein Vater mit mir zum Zirkus in der Grundschule fuhr. Ich muss so ungefähr vier oder fünf Jahre alt gewesen sein und saß neben einem Freund aus meiner Klasse. Aus dem Nichts fragte ich ihn:

„Hast du auch so eine Angst vor deinem Vater?"

Wenn ich mir jetzt selbst als Vater überlege, dass meine Tochter so was sagen würde, fühle ich mich ziemlich schlecht. Obwohl unser Verhältnis jetzt wunderbar ist, hat die fehlende Beziehung zu meinem Vater tiefe Spuren hinterlassen. Als Sohn will man, evolutionär bedingt, Bestätigung bekommen, von seinem Vater wahr- und ernst genommen werden. Söhne machen Sachen mit Vätern und wachsen daran. Das alles konnte mir mein Vater nicht wirklich bieten. Er distanzierte sich immer ein wenig mehr von mir, und ich wurde bestimmt auch nicht angenehmer in meiner Pubertät. Ich erinnere mich noch gut, wie es irgendwann, als ich auch mündiger wurde, am Tisch beim Abendessen richtig dicke Luft gab.

Es war einer dieser Gründe, warum ich mich irgendwann trotzdem entschied, die Aufnahmeprüfung für die Pop Academy am Konservatorium in Rotterdam zu machen. Ich hörte von Eelco, dass der alte Schlagzeugdozent ausgewechselt worden war, der unfreundliche Mann mit den komischen Kommentaren. Er war ersetzt worden durch niemand Geringeres als Hans Eijkenaar, einem der bekanntesten Schlagzeuger in Holland. Unter anderem bekannt durch Künstler wie Anouk, Trijntje Oosterhuis, Gino Vanelli und viele mehr. Also fuhr ich mit dem Auto vom Nachbarn, einem Bassisten und einem Pianisten aus Zwolle auf dem Rücksitz, nach Rotterdam, um vorzuspielen.

Neue Wege

Waterfront sah tagsüber anders aus. Ein wenig freundlicher, es roch auch nicht mehr so schlecht, jetzt eher nach Kaffee und Toastis.

Wir warteten unendlich lange im Flur. Ich mit meiner Snaredrum, den zusammengewürfelten Becken und meinen Schlagzeugsticks. Die anderen Jungs mit ihren Instrumenten. Ich war unglaublich nervös, ich spielte noch gar nicht lange und wusste nicht genau, was mich da in diesem Raum erwarten würde, ob sie freundlich waren oder nicht.

Wir wurden von Hans selbst reingelassen. Ein großer, muskulöser Mann mit hartem Gesicht, aber irgendwie gefiel er mir sofort.

„Maarten Hemmen?"

„Ja", antwortete ich.

Wir durften aufbauen, während die Dozenten Kaffee holten oder eine Kippe rauchten, und ich schwitzte jetzt schon. Zusammen mit meinem Quartett hatte ich drei Stücke einstudiert. Es waren hauptsächlich Funk-Songs, weil ich einfach auf Groove stand.

Als Hans und die restliche Jury wieder reinkamen, wurden mir ein paar Fragen gestellt.

„Woher kommst du?"

Als ich geantwortet hatte, lachte Hans laut und sagte:

„Off all fucking places, Zwolle."

Und obwohl ich sehr sensibel war, spürte ich, dass er es irgendwie gut meinte. Ich spielte das erste Stück vor und danach noch eines.

„Okay, ich habe genug gehört", meinte Hans und stand auf.

Ich schaute ihn ein wenig ängstlich an.

„Darf ich mit dir noch ein paar Sachen checken?", fragte Hans.

Ich nickte. Er schob mir ein paar Papiere auf meinen Notenständer. Er selbst setzte sich, sehr charakteristisch für ihn, wie ich später herausfand, mit viel Kraft auf meinen Beckenständer und lehnte sich zu mir. Ich spürte, wie mir ein wenig schlecht wurde, Notenlesen war schon immer meine riesige Schwäche und hat dafür gesorgt, dass ich in Zwolle monatelang nur Märsche üben musste. Ich raffelte vor mich hin und Hans unterbrach mich:

„Bist du nervös?", fragte er freundlich.

„Ziemlich", antwortete ich und er lachte.

„Alles entspannt, pass auf, ich helfe dir." Er erklärte ein paar simple Sachen und auf einmal verstand ich halbwegs, was auf dem Papier stand. „Gut genug für jemanden aus Zwolle", scherzte er, als wir durch waren.

Nachdem wir vorgespielt hatten, musste ich zum nächsten Raum, um einen Theorietest zu machen, und obwohl ich ein wenig geübt hatte und schon immer gute Ohren hatte, war das erwartete Einstiegsniveau sehr hoch.

„Du hast keine Ahnung, oder?" Der Theoriedozent grinste mich an, auch er wirkte freundlich. Ich sollte sagen, welches Intervall ich zwischen zwei Tönen hörte, aber ich wusste im Moment nichts mehr. „Nicht schlimm, du bist halt auch Schlagzeuger."

Ich glaube, das war der erste Musikerwitz über Schlagzeuger, den ich hörte.

„Ich kann es nachsingen", versuchte ich aus der Not heraus. Er stimmte ein, und so sang ich etliche Intervalle nach.

„Ich kann dir keine gute Note geben, schreibe aber auf, dass du ein sehr gutes Gehör hast", sagte er mir zum Abschluss.

Dann fuhren wir wieder zurück nach Zwolle.

Im Mai oder Juni sollte die Nachricht kommen, ob ich die Aufnahmeprüfung bestanden habe, und es dauerte mir alles viel zu lange. Ich wollte raus in die weite Welt und weg von zu Hause.

Irgendwann klingelte mein Handy. Es war Hans.

„Ich muss dir leider mitteilen, dass du bestanden hast", sagte er.

Ich war so nervös, dass mein Gehirn den Witz erst nach ein paar Sekunden leichten Trauerns verstanden hat.

„Die anderen waren nicht wirklich überzeugt und deine Musiktheorie war katastrophal, aber ich sehe was in dir."

Und da war ich, wie so oft in meinem Leben, sofort wieder im Leistungsmodus.

***

Ich bekam ein Zimmer in einer WG mit ungefähr 25 anderen Studenten. Das Haus war ein alter Puff und hatte in jeder Ecke ein Zimmerchen, es war wirklich wie in einem Bienenstock, ein Riesenlabyrinth von Zimmern. Ich fand es megacool in der WG und mit all diesen verschiedenen Menschen die verschiedensten Sachen zu studieren.

Zwei meiner Lieblingsmitbewohner waren Rick und Mielo. Rick studierte irgendwas mit Wirtschaft oder so. Er war ein lustiger Zeitgenosse, der auch gerne ein wenig nerven konnte. Einmal, als ich zurück nach Hause kam, waren all meine Möbel auf das Hochbett geschmissen worden, wirklich alle, und Rick stand breit grinsend im Flur. Nachdem er mir geholfen hatte, alles wieder runterzutragen, haben wir am Abend auf dem Dach gegessen, wo man einen fantastischen Blick über Rotterdam hat. Mielo studierte Kunst, war aber kein typischer Kunst-Student. Er war groß, sportlich und spielte Rugby in seiner Freizeit. Als Challenge haben Rick und ich uns mal von Mielo die Treppe hochtragen lassen, gleichzeitig. Er war wenig beeindruckt. Öfter, wenn ich vom Konservatorium nach Hause kam, stand Mielo dort oben an der Treppe, meistens halbnackt, und schrie:

„Na? Wie war‘s in der Musikschule?“

Er machte dann eine Art Technotanz und spielte gleichzeitig eine Bassgitarre, während er einen Beat beatboxte, ein Multitalent halt.

Auf dem Konservatorium nahm mich Hans ab Tag eins unter seine Fittiche. Die Unterrichtsstunden sollten 40 Minuten sein und wir machten immer mindestens 90 Minuten. Ich hatte immer als Letzter Unterricht und ich liebte Hans für seine Art. Wir spielten, er forderte mich heraus, ich staunte, und dann evaluierten wir, was gerade passiert war. Ich musste an meiner Technik und am Notenlesen arbeiten, und das tat ich wie ein Besessener. Stundenlang saß ich nur an der Snaredrum und übte Singles, Doubles und Paradiddles. Zu Weihnachten machte ich mit Jan und Bartho, zwei Studenten aus meinem Jahr, ein Video für Hans, in dem wir eine Stunde lang an der Snaredrum eine Art Etüde spielten.

Ich war frei in Rotterdam, ich konnte jeden Moment machen, was ich wollte, musste nichts überlegen und konnte vieles ausprobieren. Es war auch sehr einfach, wegzulaufen vor dem, was ich in mir spürte.

Es wurde mehrmals in der Woche irgendwo Bier mit Studenten oder Lehrern getrunken. So ging das schließlich am Konservatorium, und ich war schnell nicht mehr der schlanke, topfitte Leistungssportler Maarten Hemmen.

Dafür war ich unglaublich gut auf dem Weg, in der holländischen Musikszene bekannt zu werden. Ich spielte schon sehr schnell mit größeren Namen in Holland, und die restliche Zeit über versuchte ich, mit Reizen oder Alkohol mein Nervensystem unter Kontrolle zu halten. Ich war selten allein. Das war in einer WG mit 25 Mann auch unmöglich, wenn am Wochenende viele weg waren, hatte ich Leute zu Besuch oder war selbst unterwegs.

***

Das änderte sich auch nicht, als ich Verena kennenlernte. Ich war im zweiten Jahr des Konservatoriums und wir organisierten das Intro-Fest, wo alle neuen Studenten hinkommen, um sich kennenzulernen, aber hauptsächlich, um zu trinken und zu feiern.

Es gibt in Holland ein interessantes System: „Anti Kraak." Es ist entstanden als Maßnahme gegen das „Kraken". In den 60er-Jahren gab es in holländischen Städten bereits Wohnungsnot. Einige Studentenvereine riefen auf, leere Wohnungen zu besetzen und dann zu bewohnen. Da es in Holland bis 2010 legal war, einzuziehen, wenn ein Gebäude länger als zwölf Monate leer stand, konnte man die „Krakers" nur mit hohem juristischem Aufwand wieder rausschmeißen, kurz darauf kamen schon die nächsten. Daher riefen die Holländer „Anti Kraak" ins Leben.

Man darf, manchmal gegen eine sehr günstige Miete oder kostenfrei, in ein leerstehendes Gebäude einziehen und dort wohnen oder arbeiten, solange das Gebäude nicht abgerissen oder weitervermietet wird.

Einige Freunde von mir hatten daher in riesigen Hallen ihre Wohnung oder ihren Arbeitsplatz. Nils, der im letzten Jahr am Konservatorium studierte, hatte mit ein paar Freunden eine riesige Sportanlage, inklusive Schwimmbäder, Turnhallen etc., als Anti-Kraak-Wohnung zur Verfügung. Und da fand das berühmte Intro-Fest statt. Mittags wird zusammen Musik gemacht, es gibt einen riesigen Grill, und Richtung Abend wird hauptsächlich getrunken.

Als ich Verena zum ersten Mal sah, wusste ich, dass ich verliebt bin. Sie wusste das aber noch nicht. Den ganzen Abend versuchte ich aufzufallen und mit ihr zu reden. Das Reden funktionierte, mehr aber nicht.

Am nächsten Tag war aufräumen angesagt, und während ich mit einem ordentlichen Kater fegte, sah ich Verena wieder.

„Ich habe mein Portemonnaie verloren“, meinte sie und sah gestresst aus.

Ich suchte mit ihr, aber wir fanden das Portemonnaie nicht mehr. Ich bot an, ihr ein Ticket für die Bahn zu kaufen und sie nach Hause zu begleiten, aber sie lehnte freundlich ab.

In den nächsten Monaten ließ ich nicht locker. In der Schule versuchte ich mit ihr zu reden und sie zu überzeugen, mal mit mir was zu trinken oder ins Kino zu gehen. Sie war immer noch ein wenig distanziert, aber wenigstens reagierte sie auf Nachrichten, die ich ihr schickte. Und dann gab es diesen einen Abend, wo wir alle unterwegs waren in der Stadt und im Tramhuisje landeten. Ein altes Schalthäuschen an der S-Bahn-Linie Richtung Hauptbahnhof, das in eine Kneipe verwandelt wurde. Verena und ich kamen ins Gespräch, und ich erfuhr, dass sie einen Freund hatte.

„Alles kann kaputt gehen“, reagierte ich lakonisch und sie schaute mich ein wenig entsetzt an. „Ja, bist du denn happy mit ihm?“, und als sie ein paar Sekunden zögerte, meinte ich: „Siehst du?“

In den darauffolgenden Wochen saß ich oft vor ihrer Tür und brachte Essen, Blumen oder Eiscreme mit. Irgendwann ließ sie mich rein, sagte aber, dass alles rein freundschaftlich sein soll. Ich stimmte, mit den Fingern hinter meinem Rücken gekreuzt, zu. Irgendwann kam es dann doch dazu, dass wir uns küssten und ich meinen Willen bekam. Verena war sehr verwirrt und wusste nicht genau, was sie tun sollte.

Es folgte ein riesiges Hin und Her von schönen und weniger schönen Momenten. Schuldgefühle, Liebe, heulen, lachen. Irgendwann entschied Verena, sich von ihrem Freund zu trennen, weil sie sich in mich verliebt hatte. Das war aber nach Weihnachten, das ich zu Hause allein ohne sie verbringen musste, mit dem Wissen, dass sie noch mit ihrem Ex-Freund feierte.

Nach nicht allzu langer Zeit zogen Verena und ich zusammen in ein Apartment an der Vierambachtstraat, eine Straße mitten in Rotterdam West, nicht die allerbeste Ecke. Ich erinnere mich noch, als wir eingezogen sind, dass ich zum ersten Mal den Garten unten sehen konnte, der mit Müll bis zu anderthalb Meter hoch voll war.

Im Frühjahr und Sommer stank es ziemlich und es hat relativ lange gedauert, bis wir mit dem Vermieter geklärt hatten, dass der Garten aufgeräumt werden soll.

Trotzdem war das Apartment schön und wir hatten es ziemlich gemütlich. Wir waren allerdings nicht viel zu Hause. Ich, weil ich schon sehr oft unterwegs war zum Spielen, und Verena, weil sie gerne viel mit Freunden unternahm. Wenn wir in Rotterdam waren, gingen wir gerne essen und danach mit Freunden was trinken, was meistens bedeutete, bis früh in den Morgen mit Musikerkollegen, um die Häuser zu ziehen.

Durch das ständige Unterwegs-Sein hatte ich nicht viel Zeit, um mich mit meinen Dämonen auseinanderzusetzen. Ich funktionierte und performte auf höchstem Niveau, wie immer. Die Jobs wurden immer größer und wichtiger und die Künstler immer bekannter.

Interessant finde ich im Nachhinein: Sowohl beim Sport als auch bei der Musik hat mich nie jemand gefragt, warum ich eigentlich mache, was ich mache. Ich selbst habe auch nie darüber nachgedacht, weil ich nichts anderes kannte als zu liefern.

Wenn ich jetzt aber zurückdenke an fast alle Auftritte, die ich hatte, zieht sich mein Magen immer noch zusammen. Es war eigentlich fast immer Stress, nie gut genug und durchaus nicht zufriedenstellend. Ich erinnere mich, wie ich nachts von einer Gala mit Trijntje Oosterhuis zurückgefahren bin. Ein Traum war in Erfüllung gegangen, aber im Bus habe ich geheult, bis ich zu Hause war. Der Soundcheck war schon so stressig und ich musste weit über meinem Level performen. Du solltest nicht vergessen, ich war knapp 20 Jahre alt und war nie mit meinen Freunden in einer Kneipe aufgetreten oder Ähnliches. Ich fing dort an, worauf andere über lange Zeit hinarbeiten.

Das, was ich machte, hatte eigentlich nichts mehr mit Liebe für Musik zu tun. Nichts mit dem Kind und den Kopfhörern und Sting laut auf meinen Ohren. Das hier war reines Überleben von Auftritt zu Auftritt. Um mit dem Stress umzugehen, habe ich viele Mechanismen entwickelt. Keine gesunden Mechanismen, nicht ansatzweise. Ich trank viel, rauchte, suchte Stress mit den Menschen, von denen ich wusste, dass sie darauf eingehen werden. Ich schaute viele Pornos, flirtete mit allem, was zwei Beine hatte.

Irgendwann auf der Rückfahrt von einem Auftritt machte ich die Augen zu und schaute, wie lange ich mit geschlossenen Augen fahren konnte. Das probierte ich immer länger und länger. Es ist ehrlich gesagt ein Wunder, dass ich nie irgendwo gegen gefahren bin. Ich bin mir sicher, wenn blind Auto fahren eine olympische Disziplin wäre, hätte ich schon längst Gold geholt.

Mittlerweile verstehe ich viele dieser Mechanismen. Ein überreaktives Nervensystem ist schwierig ruhig zu bekommen, vor allem, wenn man nicht weiß, wie. Und dann sind extreme Reize naheliegend, weil sich nach so einem heftigen Stress das Nervensystem ein Ticken ruhiger anfühlt. Ich habe das als kleiner Junge schon gemacht, indem ich, wenn die Pause vorbei war und es geklingelt hat, oben im Holzklettergerüst sitzen geblieben bin und versucht habe, das Reingehen so lange wie möglich hinauszuzögern. Ich wusste, dass ich Ärger bekommen würde, also regte sich Stress in meinem Körper. Und wenn ich dann mit einem kleinen Einlauf hereinzitiert wurde, fühlte ich mich ruhiger. Eigentlich ist es das gleiche Prinzip, mit dem Unterschied, dass man auf dem Klettergerüst nicht sterben kann.

***

Immer öfter nahm mich Hans mit, wenn er Jobs hatte. Für die Eröffnung von „Vrienden van Amstel Live“ im Jahr 2008 stand ich als Backup auf Standby, weil seine Frau hochschwanger war. Ich war gerade 21 Jahre alt, stolz, wie es nur möglich war, aber es lastete dadurch auch ein unglaublicher Druck auf meinen Schultern. Die Eröffnung war ein Schlagzeug-Solo mit Pyrotechnik, man konnte sich keine Fehler erlauben, weil alles mit Timecodes und Clicktracks synchronisiert war. Ich spielte das Intro am Mittag in der Riesenarena und kam halbwegs sicher durch. Einer der erfahrensten Produktionsmanager scherzte danach:

„Na, Kleiner? Sind wir mal froh, dass Hans das in echt spielt, oder?"

Ich fühlte mich nicht weniger unter Druck. Vor allem hatte ich immer noch keine Taktiken gelernt, mit diesem ganzen Druck und dem Ignorieren von jeglichen Gefühlen umzugehen.

Ich schloss das Konservatorium summa cum laude ab, mit der höchsten Bewertung in der Geschichte der Schule, und bekam zusätzlich noch ein Stipendium, von dem ich mein erstes echtes Schlagzeug kaufte. Eine sparkle-grünes Sonor Designer, genau das gleiche Set wie Hans Eijkenaar spielt. Becken bekam ich von Zildjian gesponsert und ich war jetzt wirklich bereit für jede Tour.

Die letzte Tour, die ich in Holland spielte, war mit Waylon, einem jungen Künstler, der gerade einen riesigen Vertrag bei Motown unterschrieben hatte und jetzt mit seiner Single „Wicked Ways" auf Tour ging. Wir spielten in allen Fernseh-Shows, tourten über alle Festivals, spielten in allen Clubs, und ich hatte erst mal wieder genügend Ablenkung, um mich nicht mit mir beschäftigen zu müssen. Doch schnell zeigte sich etwas, was man in der

Mainstream-Musikbranche oft nicht mitbekommt. Es ging nicht um die Musik oder die Personen, die die Musik spielten. Ich bin ein Gefühlsmensch, auch hinter meinem Schlagzeug. Heute weiß ich, dass es mein größtes Talent ist, die Atmosphäre in einem Club zu spüren und darauf mit Energie in Form von Musik reagieren zu können. Das heißt aber auch, dass es mir sehr schwerfällt, zweimal das gleiche zu spielen. Kunst ist für mich unvorhersehbar, spannend, immer ein wenig anders.

Dafür gab es aber bei Waylon keinen Platz. Wir hatten eine Meinungsverschiedenheit, nachdem ich in einer Show ein spannendes Fill-in spielte und er nicht wusste, wo sein Einsatz war. Meiner Meinung nach war sein Ego gekränkt, weil er meinte, er hätte dämlich ausgesehen auf der Bühne. Seiner Meinung nach, und das war leider auch die Meinung des Managements, spielte ich viel zu wild und ich sollte mir seine CD nochmal anhören, um die Stücke dann auf der Bühne gefälligst genauso zu spielen. Da war ich wiederum der Meinung, dass er dann keine Band braucht und auch einfach eine CD anmachen könne. Der Streit artet so aus, dass er mich Backstage kurz vor der Show anschreit, was ich wohl denke, wer ich sei und ob ich wisse, wie lange er hierfür gearbeitet hätte. Ungefähr so lange wie ich, denke ich, aber sage es nicht. Nach mehreren Shows, bei denen nicht miteinander gesprochen wurde, sagte er irgendwann nach einer Gala:

„Lass uns die Woche mal sprechen."

Ich reagiere: „Nein, lieber nicht", und erfahre kurz darauf, dass er am gleichen Abend einen anderen Schlagzeuger angerufen hat, der sofort zusagte, mit der Band zu spielen. In der Musikbranche ist keiner so unwichtig und austauschbar wie der Musiker, der jeden Abend alles gibt für die Musik.

Mir war alles zu viel. Zum ersten Mal dachte ich, jetzt hätte ich Zeit, über Sachen nachzudenken, und ich mochte irgendwie gar nicht, was da passierte.

***

Als wir irgendwann an Silvester bei Thomas, dem Bruder von Verena, und seiner Freundin zu Besuch in Köln waren, erinnerte ich mich, wie cool ich diese Stadt eigentlich finde. Ich war schon mal in Köln gewesen, um in einem Film mitzuspielen, mit Hannelore Elsner, die mich auf irgendeiner Party geküsst hatte und ich keine Ahnung hatte, wie berühmt sie ist. Ich dachte damals eigentlich nur, dass sie für ihr Alter noch ziemlich gut aussah. „Vivere" hieß der Film, und obwohl wir eine kleine Nebenrolle als Musiker spielten, waren wir ziemlich oft und längere Zeiten in Köln gewesen. Wir wohnten damals im Hotel Chelsea, an der Lindenstraße, wenige Meter entfernt von der WG, über die ich später noch erzähle.

Jeden Abend nach dem Dreh, oder morgens, wenn wir nachts gedreht hatten, zogen Evert, Inger und ich um die Häuser, spielten Musik auf der Straße oder landeten mit einer Truppe Anwältinnen in einer Bar und danach im Bett. Wir lebten wie echte Filmstars und nannten uns auch so, wenn jemand fragte, was wir in Köln machen. Von der Gage für den Film kaufte ich mir meine ersten Studio-Lautsprecher, die Yamaha Hs-80'S, und einen

Motu 828Mk2, worauf ich später noch vieles aufnehmen und mixen sollte.

Jetzt, wo wir bei Thomas und Tina waren, spürte ich, dass ich aus Holland weg möchte. Ich sagte es Verena. Sie wusste noch nicht, ob sie in Köln leben möchte.

„Ich meine, es ist echt cool hier, aber ich mag Rotterdam auch.“ Ich mochte Rotterdam nicht mehr, beziehungsweise, mochte ich Holland einfach nicht mehr. Ich mochte nichts von dem, was mich täglich daran erinnerte, dass ich nichts im Leben erreicht hatte, dass ich nichts wert war außer, wenn ich performte und mich so verhielt, wie alle anderen das wollten. Ich hatte richtig die Schnauze voll von Holland. Irgendwann konnte ich Verena überzeugen und wir zogen nach Köln.

***

Das Apartment in der Schillingstrasse war schön, die Straße allerdings relativ dunkel wegen der riesigen Bäume, die die Sonne abschirmten. Wir hatten ein Wohnzimmer, ein Schlafzimmer, einen langen Flur mit einer kleinen Toilette rechts vor der Küche, die am Ende des Flurs lag. Durch die Küche kam man ins Badezimmer. Das Badezimmer, die Küche und das Schlafzimmer grenzten an einen Innenhof, wo es so ruhig war, dass ich die ersten Nächte lang wach lag wegen der Stille. Die Küche gefiel mir nicht so. Sie war alt und hatte viele Hängeschränke, die den Raum noch dunkler machten, als er sowieso war. Mit Zustimmung unseres Vermieters durften wir die Küche renovieren, und ich baute eine neue, hellere Küche ohne Hängeschränke. Unsere Katze Boef war aus Rotterdam mitgekommen. Er war schon alt, er war schon alt, als wir ihn bekommen hatten.

Verena hatte eine Katze gewollt und via Marktplaats, eine Art holländisches Ebay Kleinanzeigen, fanden wir Boef. Der Besitzer hatte ihn schon lange, aber seine neue Freundin war allergisch auf Katzen. Verena und ich auch. Das fanden wir aber erst nach ein, zwei Tagen mit Boef in unserem Apartment heraus. Als Verena versuchte, den Besitzer anzurufen, weil wir Boef nur auf Probe für ein paar Nächte mitgenommen hatten, ging er nicht ran. Als wir zu ihm fuhren, fanden wir heraus, dass er umgezogen war. Also hatten wir nun eine Katze, obwohl wir allergisch waren. Der leicht adipöse Kater hatte leider auch noch die Neigung, immer mit im Bett schlafen zu wollen, was für uns Allergiker die Sache nicht wirklich besser machte. Wir hatten Boef bis zu seinem Tod mit 22 Jahren, trotz Allergien. Das ist eine Meisterleistung, wie ich finde.

In der neuen Wohnung war Boef ziemlich durcheinander und er pisste ständig auf den Teppichboden, der im Flur lag. Das machte uns wahnsinnig, weil man es kaum rauskriegte. Ich fing an, die Stücke aus dem Teppichboden zu schneiden und wir überlegten irgendwann, einen Laminatboden drüber zu legen.

In Köln erzählte ich den Menschen erst mal so wenig wie möglich, dass ich Musiker war, und vor allem nicht, was für einen Abschluss ich gemacht habe und wo ich schon überall gewesen war.

Die Touren nahmen ab, weil ich viel weniger Kontakt mit den Musikern in Holland hatte. Ich hatte noch meine

Touren mit dem türkischen Popstar Hadise. Diese teilte ich mir mit einem belgischen Schlagzeuger. Ich fand diese Touren schrecklich. Die meisten Auftritte waren in der Türkei, und es war immer viel Stress hinzufliegen, vor Ort klarzukommen und dann wieder zurückzufliegen. Aber die Touren waren gut bezahlt. Da ich jedoch immer weniger zu tun hatte, kam ich mit dem Geld nicht ganz aus. Ich konnte noch nie gut mit Geld umgehen und lebe auch nicht sehr ökonomisch.

Mein Bruder und mein Vater haben mir über ihre Firma ein Auto geleast, aber ich bezahlte den Leasing-Beitrag öfter nicht, als dass ich ihn zahlte. Die Miete konnte ich oft auch nicht zahlen oder nicht ganz leisten, und Verena sprang oft ein. Meistens war ich nach der Hälfte des Monats schon pleite und versuchte bei den Menschen Druck zu machen, die mir noch Geld schuldig waren. Das funktionierte so lala. Verena unterrichtete, arbeitete in einer Bar und war besser im Umgang mit Geld als ich. Allerdings sorgte das finanzielle Ungleichgewicht für sehr viel Spannung zwischen uns. Wenn sie mich darauf ansprach, wurde ich wütend. Wütend, weil ich tief in mir drin wusste, dass sie recht hatte, aber es sich anfühlte, als sei nicht nur die ganze Welt gegen mich, sondern jetzt auch noch sie.

„Ich habe doch immer geleistet!“, schrie ich dann. „Darf ich jetzt dafür mal belohnt werden? Ich bin doch ständig auf Tour und am Ackern.“

Wenn ich sauer werde, haben die meiste Menschen Angst vor mir, heute immer noch, weil ich ein richtiger Teufel werden kann. Damals war es bedeutend schlimmer, weil die ganze Wut, der ganze Schmerz, den ich immer verstecken musste und nicht gehört wurde, in mir steckte.

Über Freunde konnten wir ein Tonstudio übernehmen, nicht weit von uns entfernt unten im Keller. Ich hatte vor, als Musikproduzent weiterzumachen und nicht mehr live Schlagzeug zu spielen. Ein Freund der Familie Heinz aus Siegen hatte noch ein uraltes Pult im Keller, und zusammen mit meinen HS-80'S und der Motu 828 MK2 baute ich mir ein kleines Studio in das alte Parkhaus Studio. Verena, Thomas und ich hatten eine Band. Sie hieß erst „We Will Run“ und danach „Wir und der Wald“, weil wir auf Deutsch weitermachten. Ich hatte in Rotterdam schon ein kleines Home-Studio und habe ein gutes Gefühl für Klänge, das heißt, ich kann ziemlich gut und schnell Produktionen hochwertig und spannend klingen lassen. Das interessierte zunächst aber keine Sau, weil ich nur im Keller saß und vor mich hin „schraubte“. Ich habe allerdings in der Zeit ein paar dutzend richtig gute Hip-Hop-Beats produziert.

Meine Tage sahen folgendermaßen aus: Ich wachte spät auf und musste mich zwingen aufzustehen, dann trank ich viel Kaffee und aß Frühstück, schaute auf das Handy oder den Laptop, ob was los war, und wenn nicht, lümmelte ich bis mittags rum. Dann fing ich an, irgendetwas zu machen. Gefühlt immer zu spät. Mit der MPC2000, einem legendären Midi-Sampler, einen Beat zu basteln, irgendwas zu mixen oder ich fuhr zum Studio-Keller und baute da an irgendwas rum. Nachmittags holte ich mir zwei oder drei Kölsch am Kiosk und trank sie relativ schnell leer, damit ich, ein wenig abgeflacht, nicht zu viel nachdenken musste.

Und so ließ ich erfolgreich etwas Schwarzes, etwas Giftiges in mir immer weiterwachsen. Ich war zwar sehr charmant und sozial schlau nach außen, aber in mir tobte ein Sturm, ich war ein wütender, hilfloser, kleiner Junge. Dieser Junge kam aber nur zu Hause raus und leider ganz selten in Form von Musik. Ich verlor immer mehr das Gefühl für das Leben und driftete weiter und weiter ab. Ich perfektionierte meine Kicks und Ablenkungsmechanismen. Wo ich früher noch über Sachen fantasiert habe, während ich durch die Stadt fuhr, machte ich sie jetzt. Ich war hoffnungslos verloren, das wusste ich und ich schämte und hasste mich.

Ich hörte meinen Vater sagen:

„Siehst du? Ich hatte doch schon gesagt, dass aus dir nichts wird.“

Alle Lehrer, die ich in der Schule mal hatte, Coaches, Musikerkollegen und Vorbilder stimmten ein. Sie schauten mich höhnend an und lachten mich aus.

Verena fuhr ohne mich in den Urlaub, weil ich mal wieder meine Termine nicht im Blick hatte und noch Auftritte hatte, die ich nicht absagen konnte. Ich hatte eigentlich sowieso kein Geld für Urlaub. Aus den letzten beide Urlauben war ich schon mit einem fetten Minus rausgekommen, also störte es mich auch nicht wirklich, dass ich nicht mitfahren konnte. Als Verena mit ihrem Bruder und seiner Freundin weg war, hatte ich zwar einerseits noch weniger Halt und Struktur, anderseits konnte ich aber tun und lassen, was ich wollte.

Ich war so neben der Spur, dass ich allen Impulsen nachging. Ich trank teilweise schon um 14:00 Uhr, ging ständig irgendwo hin, machte Beats bis tief in die Nacht und suchte dann noch einen Kick, um runterzukommen.

Diesmal war ich im Park auf einer Geburtstagsfeier. Wir hatten im warmen August lange getanzt, viel getrunken und ich hatte nichts zum Flirten abbekommen. Ich fuhr irgendwann um Mitternacht nach Hause und merkte, wie ich nicht nach Hause fuhr. Erst fuhr ich Richtung Belgisches Viertel auf der Suche nach mehr Alkohol oder Stress. Vor der Tür der Bar „Die Wohngemeinschaft" war immer was los. Ich stellte mich zum Türsteher, trank noch ein Bier und bemerkte zwei Jungs, die aussahen, als könnten sie Schwierigkeiten machen. Das heißt in meinem betrunkenen Fall einfach zwei Jungs, die draußen stehen, eine rauchen und vielleicht gerade laut gelacht hatten.

„Hey Kollegen!", sagte ich im lauten Ton. „Was genau versteht ihr nicht an Gläser drinnen lassen nach 23:00 Uhr, seid ihr hohl?"

Ich schaute sie provozierend an.

„Oh, sorry, Mann, ganz vergessen", meinte der eine von beiden. Ich merkte meine Enttäuschung, weil es keine Widerworte gab. „Aber arbeitest du überhaupt hier?", sagte der andere. Aha, da könnte was gehen, aber bevor ich weitermachen konnte, hörte ich die Stimme von hinten:

„Jungs, geht ihr bitte rein mit den Gläsern."

Der Türsteher der WG hatte sich eingemischt und meine Chance auf Stress war vorbei. Irgendwann merkte ich, dass ich müde wurde und schwang mich aufs Fahrrad, fuhr aber nicht nach Hause, sondern zu einer Dame, einer Dame, dessen Arbeit darin besteht, Männer zu befriedigen. Du verstehst, was ich meine. Worüber ich früher öfter fantasiert hatte, zog ich jetzt durch. Ich holte Geld am Automaten und fuhr zu dieser Adresse. Die Dame machte auf und schaute mich verlockend an.

„Hallo, komm rein", sagte sie mit leicht spanischem Akzent.

Ich ging wie in Trance mit rein und ließ alles über mich ergehen. Mein Magen drehte sich ein wenig, ich war sehr betrunken und ich fühlte diese Art von Anspannung, worauf gewohntermaßen Entspannung folgte. In dieser Hinsicht ein erfolgreicher Abend.

Nachdem „es" vorbei war, bezahlte ich die Dame und wollte so schnell wie möglich raus. Draußen sprang ich auf mein Rad und fuhr nach Hause. Die innere Anspannung war weg, ich fühlte mich dreckig, schuldig, leer, aber auch ruhig.

Ich war um 2:00 Uhr zu Hause, versuchte, noch drei Gläser Wasser zu trinken und aß ein trockenes Brötchen mit etwas Käse. Dann legte ich mich ins Bett.

Abriss-Birne

„Als ich zuschaue, wie sich die Welt vor meinen Augen zerkrümelt, als sich meine Gedanken nur noch um Schwierigkeiten drehen und Hoffnungslosigkeit schon von vornherein alle Lösungen versperrt, sehe ich nur noch einen Ausweg."

Ich habe bis zu diesem Punkt viele Sachen gemacht, die dafür gesorgt haben, dass das Leben mich gerade wie eine Abrissbirne trifft. Ich bin wie ein Bogen, der immer weiter gespannt wird, bis er irgendwann bricht.

Es ist 2:15 Uhr, ich liege im Bett. Ich bin gerade nach Hause gekommen. Ich habe mal wieder den ganzen Abend mit „Kicks" verbracht. Sachen machen, die man nicht machen sollte, Stress suchen, viel trinken, rauchen, flirten, auf der Suche nach Sex – alles, um das überreizte Nervensystem, das nun schon seit 25 Jahren Gefühle unterdrücken muss, im Zaum zu halten. Ich habe es so weit getrieben, dass ich mal wieder alles aufs Spiel gesetzt habe, meine Gesundheit, meine Beziehung, meine Würde. Meine Freundin ist im Urlaub. Ich liege allein im Bett, und da passiert es.

Ich kann es nicht ganz beschreiben. Irgendetwas in mir bricht, ich fühle mich, als müsste ich kotzen. Ich schaue von oben auf mich herab und sehe die ganze Spur, die ich bisher hinterlassen habe. Eine Spur aus Chaos, Schmerzen und Leid! Ich habe überall das Vertrauen von Menschen ausgenutzt, weil ich nichts auf die Kette bekomme. Und wie unglaublich vergiftet ich von innen bin. Jetzt habe ich auch noch meine Freundin betrogen. Sie vertraut mir. Mir kann aber kein Mensch vertrauen. Ich gehe mein ganzes Leben durch. Wie ich in der Schule nicht funktionierte, im Sport nicht durchgehalten habe, wie die Musik mir nicht gelungen ist, wie ich immer wieder lüge, Sachen nicht fertig mache und immer wieder scheitere.

„Was habe ich nur gemacht?“

„Wie bin ich hier nur gelandet?“

„Was ist verkehrt mit mir?“

Je mehr sich die innere Welt in mir öffnet, desto weniger spüre ich. Oder vielmehr spüre ich zu viel und kann es nicht verarbeiten? Ich sehe immer mehr Chaos und Destruktion, das ich in dieser Welt verursacht habe. Ich merke immer mehr, wie hoffnungslos verloren ich eigentlich bin. Dass ich trotz aller Chancen im Leben alles in den Sand gesetzt habe. Dass ich gar nicht der bin, der ich sage, der ich bin. Ich spüre, wie unglaublich unglücklich ich eigentlich bin. Keiner kennt mich wirklich und keinen interessiert es wirklich.

Und dann wird der Stecker gezogen.

Irgendwie stürzt die ganze Welt und all ihre Gefühle über mir ein und durchtrennt ein Kabel. Das Kabel der Gefühle. Ich bin taub. Fühlt sich so an wie im Film, wenn der Puls aufhört zu schlagen und man das hohe Fiepen hört. Wie durch einen Blitz getroffen entscheide ich, dass ich raus muss. Raus aus dieser Misere, dieser Taubheit, raus aus dem Leben. Weil es mir schon ein paar Wochen nicht so gut geht, habe ich vom Arzt Schlaftabletten bekommen. Sie liegen in der Küche. Ich suche weitere Schmerztabletten, die wir noch im Badezimmer haben müssten, ich finde nur ein paar und drücke sie zusammen mit allen Schlaftabletten aus der Küche in meine Hand. Keinen Moment denke ich darüber nach, was ich mache oder fühle dabei irgendetwas. Ich nehme ein Glas Wasser und Schlucke die Pillen runter. Dann lege ich mich auf das Bett und warte. Mir ist schlecht, das spüre ich. Langsam wird mir ein wenig schummerig, wie nach einem Tag in der Sauna. Mir ist auch warm. es funktioniert, denke ich. Und dann, als ich ein wenig wegtreibe, als ich alles loslasse, kommen mir ganz klare Gedanken und Bilder.

Ich falle zurück in der Zeit, ich sehe mich als Kind. Ich stehe dort und versuche zu reden, aber alle schauen weg. Ich habe Pflaster auf dem Mund und kann mich nicht ausdrücken, ich sehe meine Trainer und Coaches, und wie sie mich anschreien. Ich sehe die Lehrer, die nicht an mich geglaubt haben, die, die meinten, ich sollte am besten aufhören mit der Schule und direkt in die Armee oder irgendwohin, wo sie mir Disziplin beibringen könnten. Ich sehe alle Momente, ich konnte viel tiefer spüren als alle anderen. Aber ich konnte oder durfte darüber nicht reden. Ich spüre die unglaublich tiefe Verbindung mit irgendwas, ich weiß nicht genau, was es ist. Es sind Farben, Gerüche, Geräusche, Gefühle. Ich sehe Verena mit Tränen in den Augen, meine Eltern, meine Freunde, ich sehe irgendetwas, das ich nicht ganz deuten kann. Licht mit Farben.

Ist das wirklich die Lösung? Ist es das Leben, das nicht taugt? Oder lebst du nicht, wie du leben möchtest? Du willst dieses Gefühl nicht mehr, aber leben willst du schon, oder?

Mir wird schlecht, und ich habe Angst, sehr große Angst. Ich stehe auf und heule.

Ich schleppe mich durch den langen Flur, wie fremdgesteuert, Richtung Küche. In der Küche greife ich nach einem Glas, kippe da Salz rein, viel Salz und Wasser, und trinke es dann in einem Schluck leer. Ich würge und versuche mich zu übergeben. Das fiel mir schon immer schwer, ich würge und dann kommt was raus, ich nehme noch einen Schluck von dem schrecklich salzigen Wasser und übergebe mich noch mehr. Alles kommt raus, auch mein Essen von dem ganzen Tag. Ich hadere sehr lange, bevor ich den Notruf wähle, und als ich eine Dame erreiche, versuche ich, mich sehr vorsichtig auszudrücken.

„Ich habe ein wenig zu viel Schmerz- und Schlaftabletten genommen, vielleicht ist das gefährlich, mir war schwindelig und schlecht und ich habe mich schon übergeben, alles ist raus, glaube ich."

Es bleibt kurz still auf der anderen Seite der Leitung. Die Dame überlegt offensichtlich.

„Sagen Sie mir bitte, warum Sie diese Tabletten genommen haben", sagt sie recht streng, „absichtlich oder aus Versehen?"

Mir geht blitzschnell so viel durch den Kopf. Wenn ich jetzt erzähle, dass ich versucht habe, mein Leben zu beenden, dann ist es aus mit mir. Dann komme ich in eine psychiatrische Anstalt und ... Ich schwitze.

„Es war ein Versehen. Ich bin nicht krankenversichert im Moment, ich weiß nicht so gut, was ich tun soll“, sage ich ihr.

Die Dame überlegt offensichtlich, wie ernst die Lage ist und schlägt mir dann vor:

„Fühlen Sie sich in der Lage zu laufen?“

Ich bejahe.

„Am Ebertplatz ist der Notdienst für dieses Wochenende, ich habe dort Bescheid gegeben, dass Sie innerhalb von fünf Minuten dort sind. Wenn Sie sich nicht innerhalb von fünf Minuten dort melden, schicke ich einen Krankenwagen.“

Ich ziehe meine Jacke und Schuhe an und laufe Richtung Ebertplatz. Die Tränen kullern über meine Wangen und ich drehe zweimal fast um. Vielleicht kann ich einfach weglaufen? Mich eine Weile verstecken und sagen, dass jemand mit meinem Handy angerufen hat? Dass ich das nicht war? Nein, Maarten, du brauchst Hilfe, du gehst jetzt dahin.

Ich klingele unten an der Praxis und die Tür summt. Ich steige in den Aufzug. Ich trete ins grelle Neonröhren-Licht und blinzele ein wenig.

„Herr Hemmen?“, fragt die Dame oben.

„Ja“, antworte ich und höre sie am Telefon sagen: „Ja, er ist da, vielen Dank.“

Sie legt auf und ich werde sofort ins Zimmer mitgenommen.

„Was ist passiert, Herr Hemmen?“, fragt der Arzt und schaut mich besorgt an.

Ich breche in Tränen aus und sage:

„Ich weiß es nicht, ich glaube, ich habe aus Versehen ein paar Schlaftabletten zu viel genommen."

Ich schäme mich und traue mich nicht, dem Arzt in die Augen zu schauen.

„Warum haben Sie das denn gemacht, Herr Hemmen?", fragt er mit ernster Miene.

„Ich habe mich vertan, ich dachte, ich hätte sie noch nicht genommen, und dann dachte ich, es wären andere Pillen, die ich auch noch nehmen muss", lüge ich. „Aber ich habe mich direkt übergeben und Salzwasser getrunken, und es geht mir ganz okay."

Der Arzt legt mich an verschiedene Apparate, checkt meine Pupillen, stellt tausende Fragen und schlägt dann vor, dass ich doch zur Notaufnahme ins Krankenhaus gefahren werden sollte, dass ich dort noch mal untersucht werden sollte. Weil ich so eine Angst vor den Kosten für den Krankenwagen habe oder nicht weiß, wie das gehen sollte ohne Versicherung, schlage ich vor, dass ich zur Notaufnahme fahre. Die U-Bahn fährt schon wieder, weil es frühmorgens ist, und ich darf, nach ein wenig Überzeugungsarbeit, selbst zur Uniklinik fahren. Ich nehme einen DriveNow und überlege mir im Auto noch mal, wie die Geschichte sein soll, sodass ich nicht verrückt rüberkomme.

Ich habe eine Mischung genommen, die nicht so schlau war. Ich hatte Muskelschmerzen und konnte nicht schlafen. Das ist meine Geschichte. In der Notaufnahme werde ich in den Warteraum gesetzt. Kann wohl nicht so ernst sein, denke ich mir so langsam. Ohne es zu merken, orientiere ich mich wieder an dem, woran ich mich den letzten 25 Jahre angepasst habe: Das Tabu bei psychischen Beschwerden. Die Dame im Untersuchungsraum hört sich meine Geschichte an und macht das gleiche wie der Arzt, Puls checken, Pupillen, Gleichgewicht, Blutdruck.

„Wir werden Ihnen sicherheitshalber eine Aktivkohle-Mischung verabreichen und Sie müssen eine Weile hierbleiben, um zu schauen, wie sich das Ganze entwickelt."

Ich fühle mich ein wenig beruhigt, sie fragt nicht warum oder wie oder was. Sie haben gerade, glaube ich, auch viel zu tun in der Notaufnahme. Es kommen immer wieder blutende Menschen rein oder werden vorbeigefahren. Ich bleibe erst mal im Raum sitzen und eine freundliche Schwester bringt mir die Aktivkohle-Pillen und ein Glas Wasser.

„Sie bekommen bald ein Zimmer, das ist etwas gemütlicher."

Ich sitze lange im Zimmer und ich fühle mich, außer von innen, leer und müde, eigentlich okay. Ich muss auf einen Arzt warten, der mich entlassen könnte. Als er kommt, checkt er noch mal meinen Puls, Pupillen, Blutdruck.

„Wie fühlen Sie sich, Herr Hemmen?"

„Blendend", antworte ich trocken. Ich verspreche, dass ich auf eigene Verantwortung nach Hause gehe, ich will weg hier, und ich darf.

Wieder fahre ich mit einem DriveNow zurück. Nicht das Sicherste, aber ich will nicht in die Bahn steigen. Ich will nur nach Hause, schlafen, mich wegdrehen und noch mehr schlafen. Allein sein und keinem Menschen in die Augen schauen müssen.

Zu Hause lege ich mich hin und versuche einzuschlafen. Ich bin sehr müde, aber es wühlt so viel in meinem Körper rum, dass ich nicht schlafen kann, und ich fühle mich unglaublich schuldig, unruhig und traurig.

Ich habe es einfach immer weitergetrieben, immer weiter und weiter. Das hier musste ja irgendwann passieren.

Ich verstehe es nicht und doch tief in mir schon. Ich kriege die Gedanken und Gefühle nicht zusammen. Sie sind nicht kompatibel. Ich mache die Drei Fragezeichen an, um nicht nachdenken zu müssen, und döse irgendwann weg.

Als ich einschlafe, ist es nachmittags und ich weiß nicht, ob ich am gleichen Abend oder am nächsten Abend aufwache. Ich bin immer noch müde und leer von innen. Mein Körper hat Hunger, aber ich nicht. Ich schließe die Augen wieder und will aufwachen, wenn wieder Tageslicht ist.

Als ich bei Tageslicht aufwache, liege ich sehr lange da und starre an die Decke. Was soll ich jetzt machen, frage ich mich verzweifelt. Ich kann eigentlich keinem mitteilen, was passiert ist, und ich will am liebsten so tun, als wäre nichts passiert. Aber jedes Mal, wenn es still wird, schwellen tausende von Gedanken an wie eine Welle. Ich fühle mich, als würde ich tatsächlich verrückt werden. Die Gedanken werden immer lauter. Das hatte ich schon mal, erinnere ich mich, als ich gekifft habe und eine Art Psychose hatte. Mir läuft es eiskalt den Rücken runter.

„Nein, Maarten, hör auf", sage ich mir selbst. „Alles ist in Ordnung. Du wirst nicht verrückt, es ist gerade alles ein wenig viel, das ist normal."

Ich überlege, ob ich jemanden anrufen sollte, zur Sicherheit, aber ich möchte nicht, ich schäme mich so sehr. Irgendwann stehe ich auf und laufe ins Wohnzimmer.

Eine Woche Sofa

Es ist das braune Sofa von Verena und mir, worauf ich liege. Das Sofa steht an der Wand, die wir Terrakotta gestrichen haben, gegenüber vom Fenster, durch das die Sonne leicht scheint. Es sind ein paar Tage nach dem Suizid-Versuch vergangen. Wie viele weiß ich nicht genau. Ich bin ruhig, sehr ruhig sogar. Ich schlafe nicht wirklich, ich bin aber auch nicht wirklich wach. Es ist nicht so, als ob die Zeit nicht existiert oder sehr langsam voran geht, viel mehr interessiert sie mich einfach nicht. Nichts interessiert mich wirklich. Unsere Katze Boef versucht Aufmerksamkeit zu bekommen und springt auf und ab auf dem Sofa, um mir Köpfchen zu geben. Ich lasse ihn, obwohl ich eigentlich ziemlich allergisch bin, einfach machen. Er legt sich irgendwann auf meine Füße und krallt seine Nägel, weil er diese nicht mehr einziehen kann, in meine Haut, sogar das interessiert mich nicht. Ich drehe mein Gesicht weg vom Tageslicht in die Sofalehne. Ich versuche, ein paarmal mein Gesicht so weit in das Sofa zu drücken, dass ich kaum noch atmen kann. Ersticken ist wenigstens irgendwas fühlen, wahrscheinlich. Ich bin ein paarmal vom Schlafzimmer zum Sofa und wieder zurückgegangen. Ich habe mich in beiden Zimmern immer wieder hingelegt, auf der Seite, Knie hochgezogen und die Hände zwischen meinen Beinen, als würde ich beten. Ich wache dann irgendwann wieder so auf. Mir ist kalt, die Hände sind taub, und von innen ist alles leer, kalt und schwarz. Wenn ich mich daran erinnere, was ich vor

Stunden oder Tagen (ich habe das Gefühl für die Zeit komplett verloren) getan habe, fühle ich extreme Schuldgefühle. Was habe ich mir dabei gedacht? Wie soll ich das alles erklären? Ich habe wie immer Angst, dass die Außenwelt auf mich einkrallt und mich wegschließt, wenn sie erfährt, was passiert ist.

„Der ist endgültig verrückt geworden."

Das ewig alte Mantra spukt durch meinen Kopf. Du solltest besser nichts sagen, denke ich irgendwann. Einfach nur, dass du dich nicht wohl fühlst, dass du gerade alles nicht packst. Aber dann werden sie auch was vermuten. Und was ist, wenn die aus der Praxis anrufen oder wenn sie meine Eltern anrufen? Ich zittere und döse wieder ein. Es gibt irgendwann einen Moment, in dem ich Hunger spüre, ich habe aber große Mühe, mich in die Küche zu begeben. Durch den langen Flur laufen zu müssen, an der Toilette vorbei. In diesen schmalen Räumen hängt immer noch der Tod, die Trauer, die Schuld.

Ich erinnere mich, dass die Katze auch essen muss, und laufe irgendwann Richtung Küche, mach für Boef eine Konservendose Futter auf. Er hat fast keine Zähne mehr und frisst keine Bröckchen wie andere Katzen.

Ich entdecke eine ältere Tüte Brötchen vom Bäcker auf der Ecke. Das Brötchen nehme ich mit ins Wohnzimmer, lege mich wieder auf das braune Sofa und knabbere am trockenen Brötchen. So komisch es klingen mag, finde ich das Bild von mir selbst gerade ein wenig lächerlich. Dieses Selbstmitleid, liegend auf dem Sofa mit einem trockenen Stück Brot. Trotzdem kann ich mich nicht aufraffen, um etwas an der Situation zu verändern. Es ist schon dunkel, ich nehme noch eine Schlaftablette und falle in einen traurigen, tiefen, traumlosen Schlaf.

***

Ein paar Tage gehen so vorbei und ich hänge zwischen taubem Rumliegen, heulen und Wut. Als irgendwann die Panik so hochschießt, dass ich nicht mehr weiß, was für Tabletten dagegen helfen sollen, rufe ich meine Eltern an.

„Mama, mir geht es nicht gut, glaube ich." Während ich es sage, bereue ich es schon. Die machen sich jetzt mega Sorgen, fahren bestimmt hierher und finden mich dann so vor.

„Also, ich bin einfach sehr traurig, und ich weiß es gerade nicht so recht", biege ich das Ganze ein wenig um.

Meine Mama macht sich natürlich Sorgen. Sie sind gerade segeln, würden aber zum Hafen segeln und vorbeikommen, wenn es nötig ist. Wenn es mir je noch mal so schlecht gehen sollte wie damals, ist das Erste, was ich mache, direkt meine Eltern rüberfahren lassen und sie das machen lassen, was Eltern eigentlich am besten können sollten: ihre Kinder versorgen. Aber ich will nicht, dass meine Eltern kommen, und sage ihnen:

„Ich habe Bas schon angerufen, der kommt, das wird schon."

Ich bin mir nicht sicher, ob ich meinen Eltern sonst noch irgendwas verspreche. Ich rufe aber wirklich Bas an, weil ich das Gefühl habe, ich würde ihn nicht so belasten, wenn ich zusammenbreche.

Bas, ein alter Freund aus Rotterdam, kommt rübergefahren. Er muss noch ein paar Sachen erledigen, ist aber Richtung Abend da. Ich verbringe die Zeit damit, mir zu überlegen, was ich ihm sage und was nicht, das Haus ein wenig aufzuräumen, sodass es aussieht, als würde da nicht jemand leben, der gerade seine ganze Lebenslust verloren hat, und mich aufrecht auf das Sofa zu setzen. Was so mäßig funktioniert. Ich lege mich immer wieder hin.

Wir verbringen den Abend damit zu sprechen und zu schweigen. Er kocht was und übernachtet bei mir. Ich merke, als ich im Bett liege, dass es mir guttut, nicht allein zu sein, gleichzeitig aber spüre ich, dass es schwer ist, ständig zu verheimlichen, was ich eigentlich rausschreien möchte: Hilfe, Hilfe, Hilfe, ich habe alle Kontrolle und die Verbindung zum Leben verloren.

Bas fährt am nächsten Tag weiter zu einem Auftritt, den er in Deutschland mit der Hermes House Band hat, und ich bin wieder allein. Wenn meine Freundin Verena anruft, tue ich durchaus so, als wäre alles einigermaßen in Ordnung. Ich schreibe am liebsten einfache Sachen wie: „Alles okay dort?“ Und: „Hier ist es langweilig ohne dich“, solche Floskeln halt.

In der echten Welt aber kommen die Panikattacken immer wieder. Ich habe Angst, dass ich etwas ganz Schlimmes Körperliches habe, und dass ich dadurch auch in dieser Lage bin. Ich entscheide mich, mir beim Arzt Blut abnehmen zu lassen und alles testen zu lassen. Vielleicht finden die was und dann habe ich nicht so lange mehr zu leben und ... Ich erschrecke vor der erlösenden

Wirkung, die solche Gedanken gerade in mir hervorrufen.

Ich gehe mehrmals zum Arzt und irgendwann spielt der nicht mehr mit.

„Herr Hemmen, was ist mit Ihnen los? Sie sind nicht körperlich krank, was ist wirklich los?“

Ich erzähle, dass es mir wirklich nicht so gut geht, ich bin traurig und ohne Energie und weiß nicht, warum. Der Arzt schreibt mir eine Überweisung zum Psychiater.

„Besprechen Sie es mal mit diesem Herrn, der kann Ihnen bestimmt helfen.“

„Aber das hat doch ganz viele Folgen? So schlecht geht es mir nicht, bitte, ich bin einfach nur ängstlich, dass ich was Körperliches habe.“

Der Arzt schaut mich eindringend an und sagt dann:

„Wissen Sie, wie viele Menschen ich zum Psychiater schicke? Am Tag? Machen Sie sich doch nicht so einen Kopf, Herr Hemmen, gehen Sie dahin und sprechen Sie mit ihm, der beißt nicht.“

Er lächelt. Ich gebe auf und nehme die Überweisung mit. Die Praxis ist im gleichen Haus und ich zwinge mich, auf dem Weg nach unten reinzugehen und einen Termin zu machen. Die Dame schaut nicht von ihrem Bildschirm hoch oder runter.

„Name, Geburtsdatum?“

„Ähm, ich bin hier für einen Termin“, sage ich.

Sie schaut hoch und fragt nach der Überweisung.

„In drei Wochen, am 12., haben wir was frei.“

Und obwohl ich eigentlich froh bin, dass es noch so lange dauern könnte, weiß ich, dass ich schneller Hilfe brauche.

„Es ist ein wenig dringend, ich bin Selbstzahler“, sage ich.

Komisches System in Deutschland, finde ich immer noch. Als hätte man ein geheimes Passwort, um sich ein wenig über das Fußvolk stellen zu können.

„Ah, okay“, sagt sie, „übermorgen um 11:00 Uhr ist noch was frei.“

Ich bin erstaunt und sage:

„Ja, gerne.“

Therapie?

Ich sitze im Warteraum beim Psychiater. Außer mir sind nur alte Menschen hier, die bestimmt depressiv sind, weil sie so alt sind. Ich bin sehr nervös. Kalter Schweiß läuft mir über den Rücken, ich fühle mich schwindelig und mir ist schlecht. Das gleiche Gefühl habe ich noch immer, als ich später im Behandlungsraum sitze. Wird man jetzt endgültig feststellen, dass ich verrückt bin, und mich wegschließen für den Rest meines Lebens?

Die Ärztin von der Notaufnahme hat mich hierhin überwiesen mit dem Versprechen, dass ich Antidepressiva bekommen kann, und dass mich das ruhiger machen könnte. Ich darf die Schlaftabletten nicht weiter haben und ich möchte sie auch lieber nicht mehr in meine Nähe wissen.

„Herr Hemmen, bitte", höre ich, nachdem ich zum dritten Mal pinkeln war. Ich weiß, dass es keinen Weg mehr zurück gibt.

Ich gehe in das Behandlungszimmer, in dem mich ein Mann Mitte fünfzig mit traurigem Blick empfängt. So sehen also Psychiater aus, denke ich mir.

„Wie geht es Ihnen, Herr Hemmen?", fragt er.

„Nicht so gut, glaube ich", sage ich zögernd und frage mich, was er schon weiß von mir und was nicht. Ich muss ihm erklären, was denn genau los ist, und sage Sachen wie: „Ich fühle mich einfach leer und grau von innen. Die ganze Situation macht mir immer mehr Angst und ich hoffe, dass mir hier geholfen wird."

„Ich verschreibe Ihnen ein Antidepressivum, das bekommen Sie aber nur längerfristig, wenn wir eine Diagnose haben."

Dafür muss ich zu jemand anderem. Ich höre nur halb zu und möchte eigentlich nur schnellstmöglich aus dem Raum raus. Als er mir das Rezept für die Pillen gibt, sehe ich, dass die gleiche Marke als Logo auf seinem Stift steht. Das finde ich lustig. Unten in der Apotheke hole ich mir die Tabletten ab, die Dame schaut mich ein wenig bemitleidend und gleichzeitig tröstend an.

„Es gibt viele, die die nehmen, machen Sie sich keine Sorgen", sagt sie, als könnte sie meine Gedanken lesen.

Sie ist an diesem Tag die Einzige, die nicht versucht, mich noch kränker wirken zu lassen, sondern mir ein wenig meine Sorgen nimmt. Schon krass.

Die Antidepressiva schlagen nicht direkt an. Das dauert immer erst ein wenig, bis sie im System angekommen sind. Mittlerweile habe ich ganz viele Studien gelesen, die beschreiben, dass der Effekt von Antidepressiva darauf basiert, dass man sich nach ein paar Wochen sowieso ein wenig besser fühlt. Aber bevor mir jetzt, wie schon öfter, angehängt wird, ich wäre gegen Antidepressiva: Sie funktionieren, irgendwann!

Ich merke, dass sich die Türchen, die in meinem Kopf sind, hinter denen sich diese schrecklichen Gedanken und schwarzen Monster verstecken, nicht mehr öffnen lassen. Ich bin zwar ein wenig abgeflacht, aber genieße diesen Effekt gerade sehr. Ich kann einfach ein wenig vor mich hin lümmeln ohne diese ständige unterschwellige Panik. Ich bin in der Retrospektive sehr dankbar für die westliche Medizin und ihre Tabletten. Sie haben mir in diesem Moment die Chance gegeben, mich zu einem ruhigen Nullpunkt hochzuarbeiten. Ich war weit im Minus und kannte noch nicht die Wege, die ich später kennenlernen sollte. Die Nebenwirkungen von den Pillen, wie Durchfall, Magenbeschwerden und Müdigkeit, nehme ich gerne in Kauf. Die waren eigentlich sowieso schon wegen der Panik da.

Ich fahre zu dieser Dame, die mir meine Panikattacken diagnostizieren soll. Ich denke mir, es ist nicht so weit weg und ich kann mit dem Fahrrad fahren. Ein wenig frische Luft tut bestimmt gut. Als ich immer weiter aus Köln rausfahre, gibt mein Handy auf. Ich habe die Neigung mein Leben lang gehabt, entweder meine Handys zu schrotten, bevor sie ein halbes Jahr alt waren, oder sie nie aufgeladen zu haben, wenn ich sie brauchte. Ich muss ohne Navi weiterfahren und bin schon eineinhalb Stunden unterwegs, viel zu spät für meinen Termin, und ich kann noch nicht mal absagen. Ich werde wütend und trete wie ein Verrückter in die Pedale. Als ich irgendwann einsehe, dass ich ohne Navi, relativ neu in Köln und Umland, den Weg nie finden werde, kehre ich missmutig nach Hause zurück. Ich kriege gar nichts auf die Reihe, vielleicht sollten die mich wirklich einfach mal wegschließen. Zu Hause lege ich mich hin, auf das Sofa, wie ich es kenne, und es dauert sehr lang, bis ich mich aufraffe, mein Handy auflade und die Dame anrufe.

„Ja, Herr Hemmen, das ist nicht in Ordnung, ich muss Ihnen diese Sprechstunden leider in Rechnung stellen und dann machen wir einen neuen Termin aus."

Ich bin froh, dass meine Eltern zugestimmt haben, diese Sache zu bezahlen, während ich versuche, wieder eine Krankenversicherung zu bekommen.

Wir machen einen neuen Termin aus und ich verspreche, das nächste Mal nicht mit dem Fahrrad zu kommen.

Nun fahre ich mit dem Auto und mit aufgeladenem Handy los und finde rechtzeitig die Praxis. Ich fühle mich heute okay, laufe die Treppe hoch und klingele. Das Ganze erinnert mich ein wenig an früher, vor 15 Jahren, wo ich schon mal zu jemandem geschickt worden war von der Schule aus.

Weil ich auffällig war und nicht konform, bat die Schule meine Eltern, mich mal zum Psychologen zu schicken. Auf der Fahrt dorthin wusste ich genau, was zu tun war. Als die Dame mich aufforderte, was zu malen, nahm ich die schönsten und fröhlichsten Farben und malte eine Sonne, ein Haus, ein wenig Rasen, meine Familie etc. Keine dunklen Farben, nichts von dem, was sich tief in mir abspielte. Nur sonnige, fröhliche Sachen. Ihre Fragen, ob ich mal schlimme Gedanken hätte, verneinte ich vorbildlich und hatte somit alle zufrieden gestellt, aber eigentlich verarscht. Also musste ich nicht ins „Kinderheim für verrückte Kinder, die anders sind". „Er ist ein fröhlicher, aber sensibler Junge", so die Diagnose. Das Erste stimmte nicht, das Zweite aber schon. Seitdem hatte meine Mama noch mehr Grund, für mich zu kämpfen. Was mich vor sehr viel Unheil bewahrt hat, es aber auch möglich machte, dass mich diese Sachen, die in mir schlummerten, immer weiter vergiften konnten.

Grob 15 Jahre später sitze ich bei dieser Dame und mache nicht genau das gleiche, bin aber auch nicht hundert Prozent ehrlich. Ich suche mir aus, was ich preisgebe und was nicht. Wir führen die Gespräche und dann werde ich getestet. Ich muss mir Nummern, Farben, Worte merken und diese irgendwann wieder aufrufen. Ich beantworte willkürliche Fragen, ich muss in Figuren Sachen erkennen und so weiter. Sie bekommt schon in einer Sitzung die Diagnose hin. Das finde ich großartig. Auf der Basis von halben Informationen und ein paar Nummern habe ich jetzt offiziell: eine Bipolare Störung mit depressiver Verstimmung oder auch F31.3.

Ich darf die Antidepressiva behalten und zum Psychotherapeuten. Dafür muss ich selbst noch das Problem mit der Krankenversicherung lösen, denn so langsam werden die Sachen teuer. Meine Eltern übernehmen diese Diagnose und selbst habe ich einen Großteil der Arzt- und Aufnahmekosten übernommen, von dem bisschen Geld, das ich noch hatte. In eine Versicherung zu kommen mit der Begründung, dass man in Psychotherapie möchte, ist aber nicht ganz so leicht. Es gibt Fragebögen und die laufen immer unwiderruflich auf die Frage hinaus: Hatten Sie schon mal psychische Beschwerden, und wenn ja, wann? Über Freunde erfahre ich, dass es für die meisten Versicherungen ein Grund ist, dich nicht zu nehmen. Wieder etwas Neues gelernt. Ich dachte etwas dümmlich bis dahin, ich melde mich an, bezahle meine Krankenversicherung und habe deswegen das Recht auf Hilfe. Wie naiv.

***

Mit dem Versprechen von finanzieller Unterstützung meiner Eltern suche ich mir einen Therapeuten. Auch das ist nicht so einfach, wie ich dachte. Therapeuten gibt es wie Sand am Meer, aber kranke Menschen gibt es anscheinend noch viel mehr. Über den Bruder von Verena bekomme ich die Nummer von einem Psychotherapeuten, und nachdem ich ihn mehrmals anrufe und E-Mails schreibe, werde ich zu einem Erstgespräch eingeladen.

Herr S. ist ein gelassener, fröhlicher Kerl. Ich bin nervös, als ich zum ersten Mal vorbeikomme, und setze mich auf den Stuhl.

„Ich hatte gehofft, ich könnte mich auf das Sofa legen“, sage ich irgendwann.

Herr S. sitzt mir gegenüber, er grinst und sagt:

„Nein, das ist nur für Menschen, denen es wirklich schlecht geht.“

Ich lächele ein wenig leer vor mich hin und frage mich auch hier, was er von mir weiß und was nicht. Ich soll vor allem erzählen, was bei mir los ist und warum ich da bin. Ich entscheide mich mal wieder, ein wenig auszupacken und ein wenig nicht auszupacken. Herr S. schreibt immer auf seinem Notizblock mit, nickt manchmal, aber hört meistens zu.

In der zweiten oder dritten Sitzung sagt er irgendwann abrupt: „Stopp“, und schaut mich durchdringend an. Er zeigt mir an einem Beispiel auf, dass ich mich verstrickt habe, offenbar habe ich zum gleichen Thema zwei verschiedene Sachen erzählt. „Also entweder lügst du mich und dich selbst an oder was anderes stimmt nicht."

Ich spüre Panik, was soll ich jetzt sagen? Ich spüre den Drang zu heulen oder rauszustürmen, aber dann ist es noch deutlicher. Was soll ich jetzt tun?

„Sie sollen ehrlich mit sich sein, Herr Hemmen, ob Sie mir die Wahrheit sagen, ist mir egal, aber Sie sollten sich selbst nicht belügen."

Als ich nicht wirklich reagiere, fragt er weiter und schlägt einen Weg ein, der mir gefällt, denke ich. Ich muss nicht alles auspacken, kann aber an der Oberfläche schon mal an Problemen arbeiten. Wir sprechen über meine Vergangenheit, die Kommunikationsschwierigkeiten, die ich mit meinem Vater hatte, den Sport, Musik, das Suchen nach den Kicks, die Angst vor der finanziellen Instabilität, die mich schon lange verfolgt.

Herr S. ist ein guter Psychologe oder vielleicht sogar mehr ein Coach. Er regt mich an, mit meinem Vater über früher zu sprechen. Er regt mich an, über viele Situationen anders zu denken. Er bringt mich dazu, Verhaltensweisen zu verändern und dadurch viel mehr Struktur und Ruhe in meinen Alltag zu bringen. Er weiß aber nicht wirklich, wer ich bin, wo ich herkomme, und was passiert ist. Dass ich mein Leben lang Gefühle, Emotionen und Fragen unterdrücken musste, dadurch die Verbindung zu mir, zum Leben, zu allem verloren habe und nicht genau weiß, wie ich sie wiederfinden soll.

Die Therapie kommt bei mir gut an, in meiner Beziehung mit Verena aber weniger. Ich werde egoistischer, weil ich an mir arbeiten muss. Ich kann aber noch nicht genau erklären, wie und was und warum. Ich gebe Verena viele Tipps, die eigentlich eher für mich gemeint sind. Unsere Beziehung leidet, wir entfernen uns voneinander. Und obwohl ich geschworen habe, alles zu verändern und für uns zu kämpfen, entgleitet sie mir. Irgendwann erzählt sie mir, dass sie fremdgegangen ist. Ich bin nicht geschockt oder traurig. Ich tröste sie und sage ihr, dass solche Sachen passieren, wenn man lange zusammen ist und viel durchlebt. Ich spüre aber wirklich nicht viel Schmerz und wundere mich darüber selbst. Sind es die Antidepressiva? Oder ist da etwas anderes im Spiel? Ich liebe sie doch und möchte mit ihr zusammenbleiben. Irgendwann sitzen wir zusammen und entscheiden auf eine Art und Weise, die ich an sich immer noch sehr stark finde, dass unsere Beziehung vielleicht nicht mehr wirklich eine Beziehung ist. Wir merken beide, dass wir gerade nicht dafür kämpfen können, wie wir es sollten. Und während wir auf der Terrasse ein Glas Weißwein trinken, entscheiden wir uns, die Beziehung zu beenden. Ganz so einfach ist es am Ende natürlich nicht. Wir wohnen noch mehrere Wochen im gleichen Haus, ich schlafe im Wohnzimmer, sie im Schlafzimmer, wir besuchen uns nachts oft gegenseitig, um zu reden, aber kommen nicht wirklich weiter. Weil ich schon so viel mit mir selbst arbeiten muss, merke ich, dass es mir schwerfällt, Energie für unsere Situation aufzubringen, und ich ziehe mich ein wenig zurück. Wir haben eine Kündigungsfrist von zwei Monaten und die Vermieter wollen danach renovieren. Wir müssen uns nicht um Nachmieter kümmern, nur beide eine neue Bleibe finden.

Weil ich nicht genau weiß, wie ich das alles finanziell schaffen soll, wohne ich mehrere Wochen im Parkhaus Studio, unser Tonstudio. Der Vorteil dort ist, dass ich jetzt Tag und Nacht Musik machen kann, worauf ich gerade auch Bock habe. Ich schreibe etliche Love- und Breakup-Songs und spiele Playstation, bis es wieder morgen wird. Ich war nie ein Zocker, kann auch jetzt nach etlichen Nächten FIFA spielen immer noch kein Tor erzielen, aber das Zocken lenkt mich gerade ab von dem ganzen Gedankenstrom, der in meinem Kopf fließt. Ich überlege mir oft, wer ich bin, warum ich tue, was ich tue, und wie ich hier gelandet bin. Öfter aber mache ich das, was ich am besten kann, weil ich es schon immer tat: mich ablenken mit extremen Sachen.

***

Dank der Therapie mache ich aber wieder mehr Musik, als Schlagzeuger bekomme ich eine Tour angeboten mit Roosevelt, und weil ich seine Musik cool finde, komme ich mit. Am Anfang macht es Spaß, aber ich merke schnell, dass es nicht viel anders ist als früher bei Waylon. Nach Auftritten sprechen wir nur über das, was schief gegangen ist, Fehler oder Fill-Ins, die nicht so waren wie auf der Platte, und ich fange an, mich ein wenig zu ärgern. Das wird schlimmer, als wir längere Touren machen, in Spanien oder den USA. Ich lege mich irgendwann mit dem Frontmann Marius an, weil ich finde, er verhält sich wie ein Prinz, und das mag ich nicht. Das Ganze läuft auf eine Schlacht heraus, und den größten Hebel hat natürlich der Star. Also ist meine Zeit bei Roosevelt vorbei, und das ist mir eigentlich auch recht, denn ich möchte Kunst machen. Ich fange an, mehr Musik zu produzieren, und das macht mir viel Spaß. Ich schreibe Songs für viele Künstler in Deutschland, wie Rapper Sylabil Spill, Sänger Johannes Oerding oder Stefanie Heinzmann. Auch wenn die Kunst im kommerziellen Bereich in Deutschland nicht immer Platz hat, bin ich trotzdem froh, Musik machen zu können. Mit Sänger Nico Gomez nehme ich irgendwann den Song „Höher“ auf und merke, dass ich mehr meinen Gefühlen und Impulsen folgen sollte. Es ist bisher der schönste Song, der je gemacht wurde auf dieser Welt, auch wenn das arrogant klingen mag. Ihr könnt euch den Song auf Nicos Album selbst anhören und selbst entscheiden ob ihr mir zustimmt.

Trotz Therapie, der Musik und sogar ein wenig Struktur im Leben fühle ich mich, wenn ich gerade nichts mache, ziemlich leer. Das Loch, das ich mit dem Suizidversuch gegraben habe, ist nicht weg. Ich verstehe mich besser, meine Kindheit, was ich machen sollte, um mit weniger Stress durchs Leben zu kommen, aber in mir steckt noch viel Schmerz. Diesen Schmerz behandele ich gerade mit Boxen. Martin, der Studiochef, und ich gehen fast jeden zweiten Tag zum Boxtraining. Ich habe angefangen mit dem Boxen mit Verena in der Kurzen Rippe in Köln bei Manne, DDR-Meister und Olympia-Teilnehmer in den 80er-Jahren. Manne liebt es, laut zu schreien und Leute mit Drohungen, aber einem Grinsen, anzufeuern. Später mit Martin trainieren wir in einer anderen Halle von Worthoff Boxen, und ich gebe beim Training immer alles.

Ich schwitze, haue, übergebe mich manchmal, und das alles fühlt sich an, als würde ich Altes ausscheiden und Platz für Neues schaffen. Aber die Gefühle, immer noch diese Gefühle. Die haben keinen wirklichen Platz beim Boxen. Die Jungs reden über Kämpfen, Saufen, Mädels oder Proteinshakes. Wenn ich erzähle, dass ich hier bin, weil ich versuche, aus einer Depression rauszukommen, schauen die meisten mich kurz erschrocken an und versuchen dann, so schnell wie möglich, irgendwas zu tun zu haben oder das Thema zu wechseln.

Ich habe inzwischen eine Bleibe gefunden, in einer WG in Neuehrenfeld mit einem Mitbewohner. Ich richte das Zimmer nicht ein, weil ich schon spüre, dass ich hier nicht lange bleiben werde. Meine Tage fülle ich sowieso mit Produzieren, Boxen oder Arbeiten an der Theke in der Wohngemeinschaft.

Die Treppe

Die Wohngemeinschaft ist die Bar und das Hostel von Freunden von mir, in der ich arbeite. Verena hat hier vor Jahren mal gearbeitet und ich habe mich mit den Jungs und Mädels dort angefreundet.
Ich habe mich lange geweigert, neben der Musik zu arbeiten, und hatte tausend Argumente, warum das nicht funktionieren konnte. „Dann kommt ein mega Job rein und ich muss hinter der Theke stehen, das haut einfach nicht hin."

Wenn ich daran zurückdenke (jetzt im Jahr 2021, wo ich nächtelang auf dem Bau arbeite, um alles gestemmt zu kriegen), schäme ich mich zutiefst.

Es ist nicht so, als wäre ich faul. Ich hatte mit 13 schon meinen ersten Job, Werbung rumfahren, danach Zeitungen verteilen, im Supermarkt arbeiten, beim lokalen Schmied, Pizzas rumfahren etc. Meine Eltern brachten mir schon früh bei, dass nichts im Leben umsonst ist. Ich glaube, dass meine Haltung damals durch zwei grundlegende Dinge verursacht wurde. Ich habe so lange reingebuttert im Sport, es war aber nie genug. Nicht für meine Trainer und nicht für meinen Vater, um mich wahrzunehmen. Ich war immer in Topform, habe alles gegeben, selten verloren, aber es reichte nie. Dann kam das Konservatorium, wo ich wieder immer mehr geleistet habe als die anderen, immer ein bisschen länger studiert habe, immer ein bisschen früher da war. Als dann meine „Karriere" aber losging, musste ich CDs von den Künstlern nachspielen, ohne davon abzuweichen. Ich durfte nichts von mir selbst einbringen, keine Energie, keine Musikalität, keine Kunst. Das Leben als moderner „Session-Drummer“ hatte noch so viel mit Kunst zu tun, wie das Ohr von Vincent van Gogh. Ich wurde nicht wahrgenommen, nie, und jetzt, wo ich erwachsen war, wollte ich, dass Menschen mich wahrnehmen. Ich habe sehr oft gerufen (und denke es sehr selten noch):

„Warum gibt mir kein Mensch einfach eine Million Euro? Das habe ich verdammt nochmal verdient.“

Dieser Meinung bin ich immer noch, ich habe aber verstanden, dass das Leben so nicht funktioniert.

Ergo, zurück zur Wohngemeinschaft. Nachdem Verena und ich uns getrennt hatten, muss ich mein Leben selbst finanzieren. Und obwohl ich im Parkhaus Studio immer mehr als Produzent zu tun habe, verdiene ich nicht wirklich genug. Ich entscheide mich irgendwann, mich bei der Wohngemeinschaft zu „bewerben“. Ich fange an als Türsteher, werde irgendwann Hausmeister, wechsele mal zur Theke, betreue das kleine Theater und arbeite später fest angestellt als Booker und „Theater-Manager“ (einen Titel, den die Jungs aus dem Hut zaubern, um mich finanziell zu unterstützen). Irgendwann wird die Wohnung neben der Bar frei. Da hat eine Dame gewohnt, die sich oft beschwert hat über den Lärm und die Jungs beschließen vorsichtshalber, die Wohnung zu kaufen, damit sie diese an Freunde vermieten können, die sich nicht über die Bar beschweren. Sie bieten mir an, dort zusammen mit Sale einzuziehen. Wir renovieren die Bude, die Jungs bezahlen den Aufwand und wir bekommen dafür einen guten

Mietpreis. Jetzt wohne ich neben der Arbeit, ziemlich praktisch und auch ziemlich gefährlich, da die Arbeit eine Bar ist, mit vielen Möglichkeiten, lange aufzubleiben, viel zu trinken und es sich gut gehen zu lassen. Sale und ich renovieren und trinken uns durch die Tage und es entsteht eine ziemlich schöne WG neben der WG.

Im Spätsommer 2017 sitze ich auf der Treppe vor der Wohngemeinschaft und trinke einen schwarzen Kaffee. Es ist Ende August und ruhig auf der Straße. Die Spätsommersonne versteckt sich schon fast wieder hinter den hohen kolossalen Häusern der Richard-Wagner-Straße. Zwei Musikerfreunde, Lukas und Marvin, schlendern vorbei und wollen auch einen Kaffee trinken in der WG.

„Na du?", sagt Lukas auf seine fröhliche, lockere Art. „Wie läuft's?"

Mit dieser Floskel wird innerhalb der Musikszene meistens erfragt, an was du gerade arbeitest, mit welchen Leuten du unterwegs bist oder welche Projekte du in der Pipeline hast.

Ich sitze ruhig da und höre mich sagen:

„Mir geht es eigentlich gar nicht so gut, wisst ihr das?" Ich bin selbst kurz perplex, als würde ich neben mir stehen und mich auch anstarren, wie die beiden es gerade tun. „Ich habe schon ziemlich lange mit krassen Depressionen zu kämpfen", sage ich den beiden.

Marvin setzt sich neben mich und schlägt seinen Arm um mich. Er sagt nichts, und das finde ich auch gar nicht schlimm, er macht sich nur eine Kippe an und schaut in die Ferne. Lukas schaut mich ernst an und sagt irgendwas wie:

„Hmmm, das ist kacke, Mann.“

Beide scheinen nicht sonderlich beeindruckt zu sein von dem, was ich gerade von mir gegeben habe, und irgendwie tut mir das sehr gut. Ich habe mal ehrlich geantwortet. Die Floskeln sein gelassen und mit der Welt gesprochen. Die zwei sind nicht schreiend davongelaufen und sitzen immer noch hier mit mir. Es ist also doch möglich. Wir sprechen über das Leben als Musiker. Dass es nicht einfach ist, wie man sich oft fühlt, und wir haben zum ersten Mal ein richtig gutes tiefes Gespräch. Ich überlege, ob ich den beiden erzähle, was ich gemacht habe. Dass ich versucht habe, mir das Leben zu nehmen, aber lasse es sein. Das Gespräch gerade ist schon gut genug. Nachdem sie weitergezogen sind, sitze ich noch eine Weile auf der Treppe, und da spüre ich zum ersten Mal, was sich später in meinem Vortrag als einer der prägendsten Sätze herausstellen wird:

„Ich habe gelernt, was ich genießen soll, kann es aber nicht. Ich habe gelernt, was ich für Mechanismen habe, die mich zurückgehalten haben, kann sie aber nicht ändern. Ich habe gelernt, dass ich mich selbst lieben soll, es ist aber keine Liebe da. Meinem Kopf ist das klar, aber es gibt ein schwarzes, kaltes, leeres Loch in meinem Bauch.“

Zum ersten Mal in meinem Leben spüre ich in meinem Körper hinein und nicht in meine Gedanken. Ich kommuniziere mit meinem ganzen System und frage, wie es ihm geht.

„Gar nicht so gut“, sagt es mir, wir verstehen es zwar, aber fühlen es nicht. „Immer, wenn ich dir was sagen möchte, lenkst du dich mit irgendwas ab“, scheint mein Körper zu sagen. So wie die Boxer, die davonlaufen, wenn es um Gefühle geht. Ich beschließe, dass ich was ändern muss, weiß aber noch nicht, was. Vielleicht fange ich ma mit der Ernährung an? Sport mache ich gerade schon wieder viel. Vielleicht sollte ich mal Yoga ausprobieren? Oder Heilfasten? Oder einfach mal eine lange Tour machen? Einen langen Fußmarsch? Ich könnte mal einen Schlaftracker kaufen und eine Zeit lang auf Alkohol verzichten. Dann denke ich nochmal zurück an das Gespräch mit den beiden und mir wird bewusst, dass es nichts mehr zu verstecken gibt. Dass allein die Aussage: „Ich kämpfe mit Depressionen“, ein Riesenschritt sein könnte. Einfach mal nicht immer antworten mit: „Gut, und dir?“ Sondern mal ehrlich zu sagen, wie es mir geht. Ich überlege, ob ich meine Eltern oder einen Freund anrufe und mal darüber spreche, weil es mir gerade so gutgetan hat. Oder vielleicht mal mit Verena sprechen?

Meine Frau, mit der ich in dieser Zeit eigentlich nur auf Dates ging, habe ich schon einiges über mich erzählt. Ich nehme mir vor, beim nächsten Mal mehr über meine Geschichte rauszulassen und zu schauen, ob sie verschwindet oder bleibt. Ich greife nach meinem Handy und mache Instagram auf, keine Ahnung, warum. Weißt du, warum du das manchmal einfach machst? Ich scrolle durch meine Timeline und sehe dann irgendwann ein Bild, ein Bild, das mich ergreift.

Kaltes Polen

Ich liege im Bett neben Jakob und unserem Zimmergenossen Fred und spüre alles von den letzten Jahren auf einmal in meinem Körper: die Angst, die Wut, das Verstecken, den Schmerz, die Panik, die ewige Unsicherheit, alles. Gleichzeitig spüre ich aber auch einen unglaublichen Trost. Ich habe heute etwas gespürt. Etwas gelernt, das unglaublich kraftvoll ist. Ich habe ein Werkzeug geschenkt bekommen, mit dem ich mich auf einen komplett neuen Weg im Leben machen kann.

Als wir heute Mittag losgelaufen sind mit Kasper van der Meulen liefen die meisten im T-Shirt und mit Shorts nach draußen. Das ist an sich nichts besonders, nur ist es draußen -10 Grad. Wir sind in Polen, in Przesieka, um genau zu sein. Jakob und ich haben uns das Geld mithilfe von Freunden und Familie zusammengeliehen, um zusammen von Kasper die Wim-Hof-Methode zu erlernen. Wie kam es denn dazu?

***

Ich sitze auf der Treppe vor der WG und mir wird klar, dass ich gar nicht so viel weiter bin als vor ein paar Jahren. Ich schaue auf Instagram, das Gehirn auf Standby und einfach scrollen. Und irgendwann schickt mir das Universum ein Zeichen, ich scrolle über ein Bild, das mein Gehirn aus dem Bildschirmschoner-Modus holt. Ich sehe ein Bild von einem Mann. Glatze, leichter Bartwuchs und zwei unglaublich durchdringende blaue Augen. Augen, die durch meine Brust in die Seele bohren. Der Mann auf dem Bild schaut mich lächelnd, ein wenig verhöhnend an, als würde er sagen:

„Du sitzt noch da, ich bin hier, mitten im Leben, voller Energie, ich habe das Geheimnis geknackt."

Ich bin baff! Der Mann auf dem Bild ist Kasper van der Meulen, und ich kenne Kasper in einer ganz anderen Verfassung, aus ganz anderen Zeiten.

Als ich noch der neue „Prodigy" auf dem Konservatorium in Rotterdam war, gab es in Utrecht „Rijmtijd", eine Jamsession mit Hiphop-Musik und Live-MC'S (Menschen, die live rappen, für die ältere Generation ;)). Ein guter Freund von mir, Eelco Topper, organisierte die Sessions und ich war oft da, entweder in der „Houseband" oder als Gast. Zugegebenermaßen war ich ein wenig arrogant in dieser Zeit und wollte als „Musiknazi" nur mit den Besten spielen. Ich spielte laut, schnell und mit viel „Piffpaff". Aber es gab auch immer wieder schöne musikalische Momente. Kasper war bei dieser Session oft als Rapper dabei. Mit seinem Bruder Frank hatte er das Hiphop-Duo „Klap van de Molen", und zusammen oder allein standen sie oft auf der Bühne und rappten auf die Beats der Liveband. Ich weiß nicht, ob Kasper überhaupt mehr Kontakt gesucht hat, aber ich war wie gesagt ein wenig arrogant und redete nicht einfach mit jedem. Nun, im Jahr 2017, sitze ich auf der Treppe und starre mit offenem Mund das Bild von Kasper an.

„WTF", sage ich und nicht nur, um jung rüberzukommen, sondern weil ich wirklich nicht ganz fassen kann, was ich sehe. Kasper van der Meulen ist der „Fucking-Iceman-Fitness-Addict-Meditation-Master-Guru“.

Ich schaue sehnsüchtig auf das Bild, weil ich so sein möchte. Er sieht ausgeglichen, kontrolliert und vor allem glücklich aus. Ich vertraue auf das Universum und geh dem Impuls nach, den Kontakt zu Kasper zu suchen. Ich schreibe ihm eine E-Mail, in der ich frage, ob er mich noch kennt, was mit ihm passiert ist in den letzten Jahren und ob er vielleicht Zeit für ein Skype-Gespräch hat. Ich bekomme eine Standard-E-Mail von seiner Firma Mindlift zurück und bin schwer beeindruckt. Der Bursche hat es geschafft.

In den nächsten Tagen schreibt mir Kasper selbst zurück. Er kennt mich Gott sei Dank noch. Er erwähnt sogar, dass wir uns schon viel länger kennen. Ich habe sein Team schon mal im Basketball geschlagen.

„Ha!“, höre ich mich selbstzufrieden sagen. Er bietet mir einen Termin zum Skypen an und verspricht mir, da zu erklären, was er die letzten Jahre getrieben hat. Unser Skype-Termin wird noch einmal verschoben, weil etwas sehr Wichtiges dazwischengekommen ist. Das macht es für mich alles nur größer. Ich erfahre in der Zwischenzeit, dass Kasper schon ein Buch geschrieben hat, dass er Wim-Hof-Instructor ist, mit dem Iceman selbst sehr lange intensiv die Methode studiert hat und viele Menschen weltweit begeistert.

Endlich ist es so weit, wir haben ein Skype-Date. Nicht mit Kamera, weil Kasper seine Wäsche aufhängen muss. Der Junge ist so bodenständig geblieben. Nach den üblichen Begrüßungsfloskeln kommt Kasper schnell zur Sache. Als Kind hatte er Schwierigkeiten, Freunde zu finden, er hatte schon früh zu kämpfen mit mentalen Problemen. Sport und seine Mutter haben ihm zunächst geholfen es durchzustehen. Was für eine Parallele zu meinem Leben. Er wurde ein sehr guter Basketballer und lernte durch viel Reflexion mit seiner Mutter, dass sein mentaler Zustand direkt mit vielen Faktoren wie Ernährung, Bewegung, Gedanken etc. zusammenhing.

„Was nicht bedeutet, dass ich auf einmal fantastisch war und geblieben bin." Als er sich beim Basketball schwer verletzte und aufhörte, kam eine sehr dunkele Episode in seinen Leben. Er rauchte viel, zog sich zurück, bekam Probleme mit vielen Institutionen und ging nicht mehr zu Schule. Obwohl er schon wusste, dass er sein Verhalten viel mehr in den eigenen Händen haben könnte, veränderte er nichts. Er erfuhr am eigenen Leib, wie schwer es ist, etwas zu verändern. Etwas, das du weißt, aber körperlich nicht umgesetzt bekommst.

Ich fühlte mich kurz wieder wie an dem Abend, als ich im Bett lag und die Pillen zu mir genommen hatte. Wie ich wegdriftete und beim Loslassen ein unglaublich tiefes Verständnis spürte. DAS war es, was ich gefühlt habe, ein Urvertrauen irgendwo, das ich aber noch nicht benutzen konnte oder durfte. Es war genau das Gleiche, das ich auf der Treppe gespürt hatte. Das ich, dank der modernen Psychologie, unglaublich viel von meinem Verhalten verstanden hatte, aber nicht wusste, WIE. Ich hatte es auf der tieferen körperlichen Ebene noch nicht verstanden und keiner hat mir je gezeigt, wie man so was auf einer tieferen Ebene verstehen lernt.

Kaspers Faszination für den Menschen brachte ihn dazu, Biologie zu studieren. Mit diesem Wissen würde er herausfinden, wie er funktioniert und dann alle anderen Menschen, die Welt und die Wale retten. Er lachte. Um Biologie zu studieren, musste er erst auf Lehramt studieren. Anfangs wollte er nicht, weil er sehr kritisch gegenüber dem ganze Unterrichtssystem war. Seine eigenen Erfahrungen waren auch nicht so fantastisch gewesen. Er nahm das Studium nicht allzu ernst und fand deswegen sehr kreative Lösungen fürs Lernen und Lehren. Er empfand für sich, dass er sehr viel in der Welt verändern könnte, als er im Klassenraum anfing. Er brachte seinen Studenten alles bei über Biologie, wie wir selbst biologisch funktionieren, wie unser Gehirn funktioniert, und vor allem wie wir unser Gehirn und das Lernen optimieren können.

Er benutzte die neuesten wissenschaftlichen Methoden und „Hacks" und brachte sogar die schlechtesten Schüler zum Leuchten. „Hacking my Classroom" nannte er es. Seine Schüler schauten zu ihm auf. Er selbst aber war immer noch übergewichtig, er rauchte, hatte Panikattacken und war auf dem direkten Weg in den Burnout.

Er realisierte, dass er nicht direkt die Welt, die Wale oder seine Studenten retten sollte, sondern zunächst sich. Er fing an zu meditieren, lernte Selbst-Hypnose und Atemtechniken, las unendlich viele Bücher über Selbstoptimierung und hörte auf zu rauchen. Er warf alle Selbstzweifel und alte Glaubenssätze über Bord. Alles, was er auf seinem Weg fand, schrieb er auf. Er wollte es mit Menschen teilen, es viel einfacher machen, etwas in seinem Leben zum Positiven zu verändern. Das, was er aufschrieb, wurde zum Buch „Mindlift – mentale Fitness für das Perfekte Mindset", das er als Challenge in 30 Tagen schrieb und das ziemlich schnell ein Amazon-Bestseller wurde.

Es gab aber einen Mann, der dort weiter ging, wo andere aufhörten. Er brach ziemlich viele Weltrekorde, 26, um genau zu sein. Im Februar 2009 erklomm er, lediglich mit Shorts und Schuhen bekleidet, innerhalb von zwei Tagen den Gipfel des Kilimandscharo. Im selben Jahr lief er nördlich des Polarkreises in Finnland innerhalb von fünf Stunden und 25 Minuten einen Marathon. Hierbei trug er trotz Temperaturen von knapp -20 Grad Celsius abermals lediglich Sandalen und Shorts. Im Jahr 2007 kletterte er in 7400 Meter Höhe am Mount Everest, bekleidet mit Shorts und Sandalen. Der Mann heißt Wim Hof, man kennt ihn auch als den „Iceman".

Kasper schrieb zusammen mit Wim und seiner Familie etliche Protokolle über die wissenschaftliche Seite von Wim Hofs „Abenteuern". Es wurde zur Wim-Hof-Methode und Kasper wurde der „Lehrer-Lehrer", wie er es selbst nennt. Jeder Wim-Hof-Instructor, den es damals gab, wurde von Kasper und Wim in dieser Methode unterrichtet.

„Und jetzt im Januar sind wir in Polen für meine Deep-Dive-Week", sagt Kasper. „Komm doch mit."

Ich spüre die unglaubliche Aufregung in mir und sage ihm, dass ich das ganz gerne machen würde, mir aber nicht sicher bin, ob ich mir das gerade leisten kann.

Er macht was ganz Bedeutendes in diesem Moment und sagt nicht, wie ich vielleicht erhofft habe: „Du darfst einfach so mit." Oder: „Ich mache dir einen guten Preis." Er sagt klar: „Das ist ein Investment in dich, das kannst du dir leisten."

Es ist ein Satz, der mich bis heute begleitet. Das „Scarcity-Mindset"-Problem, das ich mein ganzes Leben herumgetragen habe: „Ich kann mir das nicht leisten." Und das sehe ich bei vielen Menschen, die meine Workshops oder Retreats heute besuchen. Es ist im Grunde viel mehr eine Einstellung als ein finanzielles Problem.

„Ich bin dabei", sage ich ihm, bevor wir das Gespräch beenden.

In den nächsten Tagen überlege ich, wie ich das hinkriegen könnte, und spreche mit Jakob, einem Kumpel, mit dem ich gerade viel mache, ob er mitkommen möchte. Ich mache gerne Sachen zusammen, das habe ich über die Jahre gelernt. Allein erforsche ich zwar die Sachen, die mir Angst machen oder in denen ich unbedingt besser werden möchte, aber ich merke, dass ich es lieber mit Menschen mache. Es macht für mich viel mehr Sinn, meine Gedanken, Gefühle und Erfahrungen direkt im Spiegel sehen zu können, und dafür sind gute Freunde da.

Jakob war gerade zweieinhalb Monate auf einer Reise und hat sehr viel Bock, aber kann es sich wirklich nicht leisten. Ich überlege mir, dass wir vielleicht ein Crowdfunding starten könnten, um ein wenig Unterstützung für das Projekt zu bekommen, aber wie? Jakob und ich gründen „New Vision on Health", unser Versprechen, Menschen zu helfen, gesünder zu werden, und dafür müssen wir selbst Erfahrungen sammeln, die wir dann an andere Menschen weitergeben können.

Es gibt ein paar kritische Fragen:

„Soll ich jetzt euren Urlaub bezahlen?"

Ja, ein wenig schon, außer dass es kein Urlaub ist, sondern eine Art Studienreise. Mein Gefühl, dass es doch ein unterstützenswertes Projekt ist, wird ordentlich auf die Probe gestellt. Wir bekommen ein Teil gesponsert, und weil ich unbedingt zusammen mit Jakob dorthin möchte, bezahle ich den Rest. Es ist gebongt, Jakob und ich fliegen nach Polen. Wahnsinn.

***

Wir fliegen erst nach Prag, um von dort aus mit einem Bus nach Przesieka zu fahren. Der Treffpunkt am Flughafen Prag ist Costa Coffee. Nachdem wir gelandet sind und unser Gepäck abgeholt haben, laufen wir zum Treffpunkt, wo schon eine ziemlich auffällige Truppe uns zuwinkt. Eine bunte Gruppe aus Menschen mit Outdoorklamotten bekleidet, Barfuß-Schuhe, Smartwatches. Man heißt uns herzlich willkommen, und da wir die Letzten sind, geht es direkt zum Bus. Der Bus ist ein „Maxi-Mini-Van", so einer, den ich vom Tourneeleben kenne, innen blaue LEDs und wackelige Ausklappbretter an den Rücklehnen der Sitze. Wir packen unser Gepäck ein und nehmen im Bus Platz.

Es wird viel auf der Fahrt geredet. Viele Floskeln, denke ich mir, und obwohl ich sehr unterhaltsam sein kann, halte ich mich zurück. Ich fühle mich sogar ein wenig fremd hier. Gut, dass Jakob mitgekommen ist, ich weiß nicht, ob ich sonst nicht einfach angefangen hätte zu heulen. Ich erfahre in dem Moment noch mal intensiv, wie labil ich eigentlich bin und wie einfach meine Emotionen mich übermannen können. Die Fahrt dauert ca. vier Stunden. Der Fahrer rast über schmale Schneewege, so schnell, dass sogar die mit großer Klappe irgendwann still werden. Ein Mann, groß, mit Glatze und langem weißem Bart, den wir später als „Alfred, der Gentle Warrior" kennenlernen, grinst mich an und sagt mit seinen Augen, dass alles gut werden wird. Ich mache die Augen noch ein bisschen zu und hoffe, dass wir heil im Hotel ankommen.

Und dann sind wir da, auf einmal, der Bus kommt zum Stehen und alle steigen aus. Ich bin nervös, wie soll ich mich verhalten? Wie soll ich Kasper begrüßen? Mag er mich? Ich versuche, die Gedanken wegzudrücken und einfach zu machen. Wir laufen ins Hotel und landen in der Lobby. Die Crew des Hotels begrüßt uns und Kasper ist auch da. Er hält ein wenig Abstand und grüßt alle gleichzeitig. So sieht er also in echt aus. Ich ertappe mich bei diesem Gedanken, als würde ich Ronaldo zum ersten Mal treffen und muss grinsen.

Außer einer kurzen Ansage zu den weiteren Abläufen und wann wir uns morgen treffen, passiert am Abend nicht viel. Es gibt eine Suppe und wir quatschen ein wenig mit verschiedenen Leuten. Ein muskulöser, rothaariger Typ fällt mir sofort auf. Der sieht cool aus und spricht Englisch mit einem australischen Akzent. Der coole Typ heißt Leigh Ewin und ist schon Wim-Hof-Instructor, ausgebildet durch Kasper und jetzt dabei, um uns zu begleiten. „Pleasure mates", sagt er, als Jakob und ich uns vorstellen. Es fühlt sich ein wenig so an, als wäre Leigh ein großer Bruder, der die Truppe prima beschützen kann, wenn es nötig wird. Ich beschließe, mich an seinen Tisch zu setzen, und während die Suppe gegessen wird, unterhalten wir uns. Am Abend ist erst mal kein Programm. Jakob und ich rollen uns noch ein wenig auf der Faszienrolle, manche jonglieren, und wir lernen unseren Zimmergenossen Fred kennen. Er ist ein kleiner Mann, Mitte 40, der schon mal bei Kasper einen Workshop gemacht hat. Er ist hier, um seine Wim-Hof-Praxis noch ein wenig zu vertiefen.

Wir gehen früh schlafen, morgen geht es um 7:00 Uhr los. Ich bin gespannt, müde, nervös und habe ein wenig Heimweh. Sage mir aber selbst: „Du wolltest hierhin", und bin immer noch froh, dass Jakob dabei ist.

Am nächsten Morgen bin ich wegen der Aufregung früher wach als geplant. Ich gehe schon mal runter und trinke ein wenig Tee, der auf der Theke im Aufenthaltsraum bereitsteht. Ich erfahre zum ersten Mal, dass wir „Intermittent-Fasten" können, wenn wir möchten. Das heißt länger als 14 Stunden nichts essen, um den Körper zu entgiften, eventuell in Ketose zu kommen und andere gesundheitliche Vorteile zu genießen. Ich habe bis dahin noch nie über Fasten nachgedacht oder es gemacht. Und deswegen entscheide ich mich mitzumachen. Kein Frühstück also.

Um 7:00 werden wir erwartet. Wir laufen die Treppe hinunter, suchen uns mit unserer Yogamatte ein Plätzchen und legen uns hin, so wie es die anderen teilweise schon gemacht haben. Kasper kommt mit Leigh und Scott rein (der dritte WHM-Begleiter, der mir erst viel später aufgefallen ist, weil er sich sehr ruhig und unaufgeregt verhält) und setzt sich auf den Billard-Tisch. Er erklärt, dass wir atmen werden, viel atmen, und dass es ziemlich intensiv werden kann. Er erklärt uns, was zu tun ist, wenn man sich nicht gut fühlt, und dann nimmt er eine Schamanentrommel und gibt einen Rhythmus vor. Irgendwo neben mir fängt jemand an sehr laut zu atmen, und vor allem beim Ausatmen laut „Aaaah" zu seufzen. Ich kann mich schlecht konzentrieren und beim krassen Ein- und Ausatmen habe ich obendrein das Gefühl, dass ich ständig Staub einatme und husten muss. Ich entscheide mich, durch die Nase zu atmen und es damit ein wenig ruhiger zu machen. Ich fühle nicht so viel, aber finde es auch nicht unangenehm. Wir machen mehrere Runden und irgendwann übergibt Kasper uns das Zepter und lässt jeden atmen, wie er möchte. Der Nachbar setzt noch einen drauf und wird noch lauter. Ich mache es ruhig und merke, dass mir ein wenig kalt ist. Nachdem wir durch sind, frage ich Jakob, wie es ihm ergangen ist.

„Ich habe nicht wirklich was gespürt", sagt er. „Vielleicht müssen wir mehr, wie unsere Nachbarn atmen", sage ich lächelnd. Er lacht und wir gehen hoch.

Wir werden nach dem Frühstück einen kleinen Workshop über die Methode haben und später am Tag rausgehen, erfahren wir beim Frühstück. Ich frühstücke nicht, sondern trinke Kaffee mit Kokosbutter und ein bisschen MCT-Öl, das einer der Teilnehmer mitgebracht hat. Soll gut sein fürs Gehirn und das Fasten macht einen außerdem fokussierter, erklärt Leigh.

Nach dem Frühstück treffen wir uns im Yoga-Raum und jeder bekommt ein paar Tennisbälle oder eine Blackroll oder was anderes.

„Bitte spielt mit den Sachen rum, bewegt euch, dehnt euch“, sagt Kasper.

Er erklärt seine Vision und wie Bewegung dazugehört. Wie wichtig sie sogar ist beim Lernen. Er erklärt, dass er uns immer nur kurze Zeit fokussieren lassen wird in Abwechslung mit erfahren, bewegen und spüren. Darüber bin ich schon mal sehr glücklich, weil ich schon immer geglaubt habe, wir sollten anders lernen dürfen, es aber bis dahin noch nicht so oft gesehen habe.

Kasper erklärt ein wenig über sich und dann über die Wim-Hof-Methode. Er beschreibt, was passiert, wenn man hyperventiliert, so wie es in der Wim-Hof-Methode gemacht wird, und dann kommen wir zum Thema Kälte.

„Kommt mal alle mit raus, gerne ohne Schuhe“, sagt er und schmeißt die Schiebetür zum Garten auf.

Ich steige aus und versuche nicht zu zeigen, dass der Schnee an meinen Füßen wehtut, ich bin ja ein Kämpfer. Wir stellen uns im Kreis auf und Kasper fragt, was wir spüren.

„Kälte“, sagt jemand.

„Schmerz“, sagt ein anderer.

Er bittet uns, eine Handvoll Schnee zu nehmen und diese vor uns in der Luft zu halten.

„Kneift mal richtig in den Schnee rein, sodass es ein Eisball wird“, sagt er. „Was spürt ihr jetzt?“

Ich spüre den Schmerz, den meine Hände an mein Gehirn kommunizieren, aber traue es nicht, zu sagen.

„Wie wäre es, wenn wir diese Sache nur als Sensation betrachten könnten?“

Noch so ein Satz, der mich ab dem Moment bis heute geprägt hat. Ich merke, wie sich meine Wahrnehmung verändert, und sehe an den Gesichtern um mich herum, wie es den anderen auch so ergeht.

„Die Kälte ist ein natürliches Element, unser Körper reagiert darauf, aber wir können steuern, wie wir es bewerten.“

Ich bin baff.

Wir laufen barfuß durch den Schnee und spielen einige kleine Spiele. Mir ist nicht mehr kalt und ich staune darüber, wie gut es sich anfühlt, minimal bekleidet im Schnee herumzulaufen. Als Kind haben wir alle gelernt, im Winter warme Klamotten anzuziehen, weil wir uns sonst eine Erkältung einfangen können.

Als wir uns wieder im Warmen auf die Yoga-Matte setzen, erklärt Kasper, was mit unserem Körper passiert, wenn wir uns der Kälte aussetzen. Er erklärt, warum viele alte Glaubenssätze nicht stimmen und die Kälte uns kerngesund machen kann. Er erklärt auch, was wir beim Atmen am Morgen machen, und schmeißt uns immer mal wieder zwischendurch einen Tennisball zu, um die Aufmerksamkeit hochzuhalten.

Ich bin beeindruckt von all dem Wissen, das der Mann beherrscht und wie unglaublich einfach er es rüberbringen kann. Wir essen und werden nach der Mittagspause ein Stück draußen laufen. Als wir uns unten treffen, staune ich. Alle stehen in Shorts und Großteils ohne T-Shirt dort. Hätte ich doch wissen können. Ich ziehe noch schnell das gleiche Outfit wie alle anderen an und wir machen uns auf den Weg.

Dass wir uns auf den Weg machen zu vielleicht einem der größten „Lifechanger" für mich, ahne ich aber noch nicht.

Wir laufen durch die Schneelandschaft im Wald, kleine Pfade und überall Bäume, die mit dicken, weißen Schneeflocken bedeckt sind. Kasper erklärt uns unterwegs einiges über das Gehen, wie er, wenn er einen Berg hochjoggt, voratmet, wie er überhaupt einen Marathon barfuß geschafft hat. Mit richtigem Atmen und Mindset, und wir bleiben mehrmals stehen, um diese Sensationen wahrzunehmen.

Etwas entfernt vom Hotelgelände fließt ein Fluss, obwohl alles gefroren ist, fließt er noch und muss wohl eiskalt sein. Wir laufen den ganzen Weg am Fluss entlang und irgendwann bleiben wir bei einer großen Steinlandschaft, mit einem Becken, wo der Fluss mündet, stehen.

„So, gern die Badehosen anziehen, wer schwimmen mag. Wir springen hier rein", sagt Kasper mit einer Leichtigkeit, als würde er mitteilen, dass wir ein Pausenbrot essen. Ich schaue ihn kurz ungläubig an, und ziehe dann meine Badehose bei -3 Grad an. Ich hatte gedacht, wir werden Schritt für Schritt an die Kälte herangeführt und habe bisher nur Bilder von Menschen halbnackt auf eine Schneekuppe gesehen, aber schwimmen?

„Ich möchte, dass jeder von euch, der möchte, reinspringt und sich einen kleinen Moment nimmt zu spüren, danach direkt wieder raus, ohne Ausnahmen“, sagt er streng, aber freundlich. „Und denkt an das, was ich heute Morgen gesagt habe, alles ist eine Sensation, ihr dürft wählen, was ihr mit der Info macht.“

Einer nach dem anderen springt hinein und ich spüre die Aufregung in mir. Ich laufe zum Rand des großen Steins, wo wir hinunterspringen, nicht tief, einen halben Meter oder vielleicht knapp einen Meter. Kasper schaut mich freundlich an und schaut gleichzeitig auf die Leute, die im Wasser sind, er fordert einige auf, wieder herauszukommen, um im kleinen Flussbecken Platz zu schaffen.

Und dann springe ich rein. Ich tauche unter Wasser, spüre den Schock des kalten Wassers, ich komme hoch und schnappe erst mal nach Luft.

„Woooow“, schreie ich, mein Körper kämpft ums Überleben, so fühlt es sich an. Und dann fordert Kasper mich nochmal auf, einen Schritt zurückzugehen und an heute morgen zu denken. Ich lege mich auf den Rücken ins eiskalte Wasser und spüre hinein. Ich spüre meine Fingerkuppen, meine Hände, meine Haut, den ganzen Körper. Ich spüre meine Körpergrenzen, Schmerzen, Leid, Wut, Kälte und Wärme. Eine Art Nullpunkt, aber diesmal voller Balance. Ich schaue mich von oben an, wie ich da im Wasser treibe. Und ich sehe, wie leer es in mir ist. Ich habe ein Loch in meiner Seele, und dass da, wo das Loch ist, mal ein Kind gewohnt hat, das ich wie ein Diktator so lange unterdrückt und ignoriert habe, bis es irgendwann gestorben ist. Ich sehe das perfekte Uhrwerk, das ich als Mensch bin, mit allen kleinen Zahnrädern, die in alten Mustern und Wiederholungen stecken und jeden Tag wieder ineinandergreifen. Ich sehe, wie unglaublich weit ich von mir selbst weggetrieben bin, wie ich den Regeln der modernen Gesellschaft gefolgt bin, meine Fragen und Emotionen versteckt und damit die Verbindung zwischen Kopf und Herz komplett vernachlässigt habe. Ich sehe, dass ich keine Chance haben werde, die Depression rauszuhalten aus meinem Leben. Der Versuch, sie zu ignorieren oder zu lösen, macht sie nur größer und stärker. Ich sehe, dass diese Diagnose Depression ein Irrsinn ist. Sie ist keine Ursache von Krankheit, sie ist eine Folge. Eine Folge, die entsteht, wenn du ein Leben lang deine Impulse, Gefühle, Gedanken und innerliche Weisheit tief in dir drin einschließt und ignorierst. Aber hier, in dieser extremen, erbarmungslosen Natur, hier gelten andere Regeln. Wir sind hier nicht in der „normalen" Welt. Hier darf ich mal wieder ich sein, Fragen stellen, Emotionen und Angst haben und Freude spüren. Die Natur legt dir nichts auf, was dir als Mensch nicht passt, sie ist schließlich die Natur. Ich lache laut und spüre so viel gleichzeitig, ich darf es spüren, ich erlaube mir alles zu spüren. Ich traue mich zu glauben, wenn ich das hier im Eiswasser kann, dann kann ich auch einen Weg im Leben finden. Dass ich vielleicht mein eigenes Spiel spielen kann. Mit meinen eigenen Regeln. Meinen eigenen Glaubenssätzen.

Als ich aus dem Wasser komme, fühle ich mich wie neugeboren.

Während wir uns aufwärmen, mit „Horse stances", eine Art Yoga-Krieger-Bewegung, spüre ich so viele Sachen. Die Tränen laufen mir über die Wangen, aber ich lache gleichzeitig. Ich bin mir auf einmal bewusst, dass ich einen Weg gefunden habe, und dass es keinen Weg zurück auf den alten Pfaden gibt.

Wir laufen noch ein Stück weiter, um uns wieder aufzuwärmen, und ich durchlöchere Kasper mit Fragen. Ich bin wie ein Sprachwasserfall, wie ich selbst merke. Er antwortet sparsam, aber mit Geduld, und erzählt ein kleines bisschen aus seinem eigenen Leben.

Bei der Ankunft im Hotel gibt es ein wenig Freizeit. Ich nutze diese für ein kleines Schläfchen und spreche mit Leigh über die Wim-Hof-Methode, seine Geschichte, wie er als Australier in Finnland gelandet ist und was die Kälte für ihn bedeutet.

Von dem Gefühl, als ich hier gestern angekommen bin, dass ich nicht sicher bin, ob ich hier richtig bin, ist nichts mehr übrig. Ich fühle mich, als hätte ich nach 25 Jahren endlich wieder Anschluss gefunden an Menschen, die genau so denken, fühlen und die gleichen Sachen möchten wie ich.

Am nächsten Morgen gebe ich alles beim Atmen. Ein und aus und ein und aus, bis ich irgendwann Licht sehe, das in mir scheint. Ich bleibe liegen und genieße diesen Moment, indem ich mich unglaublich verbunden fühle mit meinem Körper.

Der Geist gehört auch zum Körper, warum trennen wir das immer, frage ich mich. Er gibt nur wieder, was wir spüren, und dann überlegen wir uns, ob das Sinn macht, oder nicht.

Es kommt mir gerade alles schwachsinnig vor. Ich atme mich tiefer hinein und spüre die krasse Verbindung, mit mir, mit allen im Raum. Sogar Jakob ist sehr tief gegangen, erzählt er mir später.

Wir dürfen an den folgenden Tagen immer direkt nach der Atemsession am Morgen neben dem Hotel ins Wasser springen. Ich kann es jedes Mal kaum erwarten, es fühlt sich an, als könnte ich direkt am Morgen alles einmal sammeln, meine Gedanken, meine Gefühle. Ich war innerlich noch nie so ruhig wie hier.

***

An Tag 4 gehen wir zum ersten Mal einen Berg hoch, in Shorts! Es ist ungefähr -7 Grad unten am Berg und es wird noch ein wenig kälter werden. Jakob und ich haben inzwischen eine ziemlich coole Rolle im „Tribe“ gefunden. Wir unterstützen jeden, der es gerade nicht packt oder bei dem wir das Gefühl haben, er könnte sich ausgeschlossen fühlen. Jakob hat eine sehr lustige, trockene Art und sein „Denglisch“ macht ihn sympathisch. Wir sind beide fit und können deswegen ein wenig extra leisten, Sachen tragen oder nochmal zurücklaufen, um einen Zurückgebliebenen wieder mit nach vorne zu ziehen. Das Wetter wird immer extremer, je weiter wir gehen. Es stürmt ein wenig und die Sicht wird ziemlich schlecht. Ich laufe große Teile mit Leigh und genieße die raue Natur, dass mein Körper so was kann und das Gefühl, das Kasper „Find the Others“ nennt. Was so viel heißt wie, mit einem Haufen verrückter Menschen einen Berg hochlaufen bei -12 Grad.

Als wir oben ankommen, suchen wir ein wenig Schutz in einer kleinen Hütte, um unsere Klamotten anzuziehen, was mit den leicht erfrorenen Gliedmaßen sehr lange dauert. Wir lachen uns gegenseitig aus, während wir versuchen, die Reißverschlüsse von unseren Jacken zuzumachen. Kasper teilt Bitterschokolade aus, die schmeckt wie nie zuvor. Und dann meldet Scott, einer der unterstützenden Instructor, dass Joris, Alfred und Melvin noch nicht oben sind und überlegen, wieder umzudrehen. Die ganze Gruppe springt auf und ohne zu reden, laufen wir alle, halb angezogen, den Berg ein Stück zurück, um die letzten drei Mitglieder des Tribe abzuholen. Oben herrscht Partystimmung, und erst als wir wieder hinunterlaufen, in dicken Daunenjacken und langen Hosen, bemerke ich, wie unglaublich kalt es ist. Ich zittere am ganzen Körper und wundere mich, wie wir hier überhaupt hochgekommen sind.

Unten am Berg finden wir Baumstämme, die gerade gekappt worden sind, und wir spielen ein wenig „Waldfitness“, indem wir die Stämme heben, drehen oder schmeißen, um wieder warm zu werden.

Zurück im Hotel ist die Sauna an und wir genießen die Hitze und gute Gespräche. Ich bin innerlich unglaublich ruhig und lege langsam eine Verbindung mit dem Nervensystem an, das ich jahrelang versucht habe, ruhig zu kriegen, aber mit den falschen Werkzeugen. Der Ansatz war unnatürlich. Es hat mir leider keiner beigebracht, dass es auch gesunde Mechanismen gibt, um das zu machen.

Nachdem ich lange geschlafen habe, essen wir abends und ich erfahre, dass wir heute Abend noch verschiedene Meditationen oder andere Erfahrungen machen können, die die Instructor um Kasper herum anbieten. Jakob und ich entscheiden uns für Pandorastar mit Leigh, eine pentagramm-förmige Lampe, die durch sehr schnelle Licht-Frequenzen einen meditativen Zustand hervorruft, hypnagogischer Zustand genannt. Leigh erzählt, wenn man zusätzlich noch die Wim-Hof-Overbreathing-Technik anwendet, landet man in einem krassen Trip, aber ohne Drogen und ihre Nebenwirkungen. Wir atmen uns ins Walhalla unter der Pandostar-Lampe, und ich lande in einer Welt, in der mir alles bekannt ist. Ich verstehe alles, alles ist verbunden. Dies ist der Zustand, den ich kurz spürte, als ich auf meinem Pillen-Cocktail wegdriftete. Ganz kurz breitet sich Panik in mir aus, ich habe Werkzeuge, erinnere ich mich. Ich schalte das Atmen ein wenig runter, frage, ob die Jungs noch da sind, und melde zurück, dass ich ein wenig zu tief gegangen bin. „Enjoy it man", sagt Leigh und kneift in meine Hand, und ich vertraue einfach mal. Ich bleibe in diesem Raum und genieße, dass ich alles irgendwie verstehe, nicht auf kognitiver Ebene, sondern viel tiefer, im Körper, im Urvertrauen. Ich habe doch alle Antworten schon längst gehabt. Es gab schon immer Musik, die Klänge, die Emotionen, die alles beschreiben konnten, nur ich bin ihnen nicht gefolgt. Es gab schon immer Bewegung und das Spüren im Körper, nur ich habe das Spüren ignoriert. Es gab schon immer die Fragen, die richtig waren, nur habe ich verlernt zu fragen. Und ich entscheide mich genau dort, mit allem wieder anzufangen, was mich menschlich macht.

***

Tag 5 wird der Tag, an dem wir den Mount Snezka erobern werden. Das ist der Berg, den man mittlerweile aus allen Wim-Hof-Werbungen und Dokumentationen kennt. Wir fahren mit dem gleichen Minibus, der uns vom Flughafen abgeholt hat, und die Stimmung ist aufgeregt und energetisch, fast wie bei einem Schulausflug. Es ist erstaunlich, wie schnell eine Gruppe Menschen zusammenwächst und jeder seine Rolle findet, wenn man zusammen so weit aus der Komfortzone geht.

Mount Snezka ist eine knappe Stunde Fahrzeit entfernt und wir werden unterwegs von Kasper noch einmal gebrieft. Worauf wir achten sollen, wer für was zuständig ist und was wir tun sollen, wenn es gefährlich wird. Wir haben alle sicherheitshalber Jacken und warme Sachen im Rucksack bei uns. Die Wettervorhersage für heute ist eher durchwachsen.

Als wir unten im Dorf ankommen, realisiere ich zum ersten Mal, dass Mount Snezka eigentlich ein Skigebiet ist. Überall stehen kleine Häuschen mit teilweise deutscher Schrift auf den Aushängeschildern und ich sehe Skilifts. Lustig, da es in der Werbung wie raue Natur aussieht. Aber die raue Natur werde ich gleich noch erleben. Mir ist kalt, wahrscheinlich vor Aufregung, und trotzdem ziehe ich meine Sachen bis auf die Shorts und die Schuhe aus. Dann gehen wir auch schon los. Kasper läuft ganz vorn mit einem T-Shirt mit Wolfmotiv, das so hässlich ist, dass es schon wieder geil ist. Ich komme in den Flow, einen Fuß vor den anderen, atmen im Rhythmus. Irgendwann vergesse ich die Kälte und die Anstrengung und wir kommen ziemlich gut voran. Dann wird es aber richtig rutschig und stürmisch. Ich komme aus meinem Rhythmus und verliere den Halt auf einem vereisten Teil des Weges. Ich falle hin, rutsche zur Seite weg, erst langsam, dann aber schneller, und ich weiß, dass rechts von uns ein Hang beginnt, von dem es ein gehöriges Stück steil nach unten geht. Ich gerate in Panik und versuche, mich mit allem, was ich habe, im Eis festzukrallen. Irgendwann verliere ich Geschwindigkeit und komme zum Stillstand. Jakob bekommt es mit und klettert zu mir.

„Alles gut?“

Ich zittere und könnte heulen, aber ich sage:

„Glaube ja.“

Er hilft mir hoch und ich merke, wie unglaublich kalt es hier ist. Ich weiß vom letzten Trip auf den Berg, dass ich jetzt so schnell wie möglich wieder in den Flow kommen muss.

An der nächsten Kurve hält uns Kasper an und teilt uns mit, dass wir die letzten paar hundert Meter mit Jacken absolvieren müssen, da es sehr stürmisch ist und er kein Risiko eingehen möchte. Wir ziehen unsere Jacken in Zeitlupe an und gehen um die Kurve. Hier sieht es aus wie in einem Film. Ein Schneesturm, der Wind ist laut und alles ist weiß und grau. Wir laufen im Entengang nah hintereinander und schleichen voran. Bis zum Plateau schaffen wir es nicht, weil die Sicht immer schlechter wird, und

Kasper entscheidet zurückzugehen. Wir gehen drei Kurven zurück und alles ist wie aus dem Nichts wieder wie in einem „Winterwonderland". Jakob und ich spüren die krasse Energie, die man nach so einem Trip hat, und entscheiden uns, neben dem Pfad zwischen den Bäumen zu rennen, zu hüpfen und zu rollen. Mir ist nicht mehr kalt, ich fühle mich fantastisch, und obwohl wir gefühlte vier Stunden für den Aufstieg gebraucht haben, sind wir sehr schnell wieder unten. Hier genießen wir in einer der kleinen Holzhütten warme Getränke, aber ich bestelle ein alkoholfreies Weizen. Als wir im Bus sitzen, sehe ich zum ersten Mal, dass ich Schrammen am ganzen Körper habe, meine Nägel haben geblutet und meine Schienbeine sehen aus, als wären sie von einem kleinen Tier zerfetzt worden. Ich spüre es gar nicht und finde es sogar ein bisschen cool. Ich schicke meiner Frau ein Bild davon und schreibe, wie tapfer ich gewesen bin.

***

Ich schlafe jeden Abend in Polen wie ein Baby, ich bin müde, ruhig, balanciert und inspiriert. Ich lerne zum ersten Mal, dass ich so viele Sachen selbst unter Kontrolle bringen kann, und dass der Weg zur Heilung über spüren, wahrnehmen und erforschen geht. Wenn ich wieder zu Hause bin, werde ich alles anders machen, sage ich mir.

Zurück nach Hause

Als ich zurück in Deutschland bin, setze ich als Erstes meine Antidepressiva ab. Das habe ich ein paarmal vorher in Eigenregie probiert, aber bin ziemlich hart gescheitert. Jetzt habe ich das Gefühl, so ein starkes Werkzeug in der Hand zu haben, dass ich es ohne die Tabletten trotzdem unter Kontrolle habe. Ich dokumentiere die Zeit ohne Pillen über die nächsten Wochen und bin ein wenig nervös, als die ersten zehn Tage vorbei sind. Da ist es früher meistens schief gegangen. Diesmal aber bin ich irgendwie ganz anders, ich spüre zwar genau das gleiche wie früher, mehr Emotionen, mehr Gefühle, manchmal sind die Tage grau, andere sind hellblau, aber ich sitze in der Mitte. Ich habe eine Art Mitte gefunden. Ich dusche jeden Morgen kalt, ohne Zwang, aber mit ein wenig aufbauender Musik und viel Lärm vorher, weil kein Mensch doch freiwillig unter so eine kalte Dusche steigt. Wir haben im Badezimmer eine Bluetooth-Box und darauf spiele ich lauten Hiphop und tanze mich warm. Wenn die eiskalten Tropfen über meinen Kopf und Nacken rinnen, beruhige ich mich, ich atme tief ein und langsam aus, da finde ich meine Mitte. Irgendwann ist es nicht mehr kalt und die Energie und der Spaß kommen und sogar die Wärme. Ich akzeptiere für einen Moment alles, was ist. Ich werte nicht, ob es schön, angenehm, hässlich oder schwierig ist. Ich lasse meinen Körper einfach sein und reagieren. Wir kommunizieren, mein Körper und ich, und ich sage ihm:

„Du kannst das, du bist fantastisch, komm!“

Danach stelle ich mich vor den Spiegel und schaue mir tief in die Augen und sage:

„Du, du bist der Allergeilste“, und trommle mir auf der Brust rum. Das klingt absurd oder nach so einem ganz schlimmen Tipp von Bodo Schäfer, aber es funktioniert wirklich. Während ich mich abtrockne, merke ich schon, dass ich geerdeter bin, dass ich wach bin, und dass mich nicht viele Sachen jetzt noch stressen können. Ich habe mich und meinen Körper auf alles vorbereitet. Ich habe das Intermediäre Fasten fortgesetzt und mache mir am Morgen nur einen Kaffee mit Kokosöl, MCT-Öl und ein wenig Erdnussbutter. Das trinke ich nach einem Glas Wasser mit Limette und einer Prise Salz in aller Ruhe auf der Terrasse. Ich meditiere dort oft ein paar Minuten, ohne Druck, ohne Zeit, schaue und spüre in meine innere Welt hinein und entscheide, wie ich heute sein möchte.

Generell kümmere ich mich sehr darum, was ich esse und trinke. Ich liebe Kaffee und trinke bestimmt noch immer zu viel, aber habe meinen Konsum von gefühlten zwölf Tassen am Tag auf maximal drei reduziert. Stattdessen habe ich eine Aluminiumflasche gekauft, die ich mit Wasser und Limette oder Minze fülle und immer mitnehme. Außerdem entdecke ich Getränke wie Tee und Kakao, die ich früher für Unsinn gehalten habe. Am Nachmittag ein Kakao mit echtem, rauem Kakao ist der Wahnsinn fürs System. Ich esse mittags Porridge mit vielen Früchten, Nüssen, Hafermilch und Zimt und versuche, jeden Abend frisch zu kochen. Ich gehe mehrmals die Woche auf den Markt und kaufe frisches, grünes Gemüse, koche Eintöpfe und mache Salate für mehrere Tage. Ich fange an zu backen oder mache selbst Erdnussbutter, mein Rührei, das ich von Gordon Ramsey lernte, wird von meinem Mitbewohner Sale als das „Beste Rührei" der Welt gekrönt.

Alkohol lasse ich gerade ganz sein, nicht weil es mir nicht schmeckt oder weil ich den Rausch nicht mag, aber ich will morgens früh raus, um meine Routinen aufzubauen, mit denen ich mich für jeden Tag bereit mache.

Ich habe für mich entdeckt, dass die ersten paar Stunden am Tag die wichtigsten sind. Hier kann ich meine Routinen, meine Gedanken, meinen Körper aufbauen. Es ist Wahnsinn, dass wir nicht in der Schule beigebracht bekommen haben, wie viel eigentlich in deiner Hand liegt, wenn du es einfach machst. Je früher ich aufstehe, desto ruhiger bin ich. Es hilft mir ungemein zu wissen, dass auf den Straßen und in den Häusern um mich herum nichts los ist. Ich hatte als Kind schon Angst, Sachen zu verpassen, daran leide ich immer noch ein wenig. Deshalb funktioniert gerade um 6:00 Uhr aufstehen so gut. Ich habe alle Zeit zum Meditieren, kalt duschen oder zum Rausgehen im Winter und durch den unberührten Schnee im Park laufen. Danach mache ich Tabata oder hänge mich in meine Ringe und dann, wenn die ganze Welt langsam aufwacht, koche ich mir meinen Kaffee und kippe Kokosöl und Erdnussbutter hinein.

Tagsüber gehe ich mit Jakob raus. Wir trainieren oft im Park, einfach worauf wir Lust haben, und organisieren sonntags unseren „Kalte-Füße"-Workshop, bei dem wir andere Menschen sich bewegen lassen und danach ins kalte Wasser springen. Es kommen hauptsächlich Freunde von uns, aber es macht Spaß. Ich merke in mir, dass ich das, was ich in Polen erfahren habe, unglaublich gerne teilen möchte, dass ich anderen Menschen die Chance geben möchte zu erfahren, dass sie über ihren Körper und den ganz neuen Umgang mit ihm sich heilen können. Ich möchte Menschen ermächtigen, statt sie in der Krankheit zu belassen, wie es in vielen modernen Systemen leider der Fall ist. Ich möchte mich mit den Menschen bewegen, singen, schreien und ins kalte Wasser springen.

***

Ich habe im Wohnzimmer ein kleines Setup aufgebaut, um Musik zu machen. Da sitze ich mittlerweile abends und mache, gefühlt zum ersten Mal in meinem Leben, wieder Musik. Ich zupfe an der Gitarre, baue einen Beat oder suche Harmonien auf dem Keyboard, die mir gefallen. Da ich so viele Gedanken aufgeschrieben habe, kommen sogar Texte, ich singe Texte ein und überlege, vielleicht einfach ein eigenes Album zu machen. Ein Album ohne Kompromisse, muss nicht schön, erfolgreich, einfach oder sogar verständlich sein, ich möchte das machen, was Musik eigentlich am besten kann und was sie für mich schon früher gemacht hat: Emotionen verkörpern, Gefühle wiedergeben, Farben und Gerüche, für jeden, der es hört, andere. Ich schreibe irgendwann den ersten Song über den Abend, an dem ich versucht habe, mein Leben zu beenden, ich habe nur die Worte noch nicht ganz. Ich therapiere mich mit einem Großteil der Songs und wundere mich, wie ich so weit von Musik wegdriften konnte. Ich zweifele, ob ich noch als Produzent oder Musiker für andere arbeiten möchte, irgendwie habe ich in der ganzen Musikszene noch nie jemanden gefunden, der wirkliche Kunst machen möchte, Kunst mit all seinen Ecken und Kanten. Am Ende wurde dann doch immer wieder poliert und auf die Meinungen von Labels und Verlage gehört.

Ich hänge offiziell mein Musiker-Dasein an den Nagel, und bis auf ein paar Gala-Jobs, die ich noch spiele, mache ich nur meine eigenen Sachen. Ich kaufe mir eine Handpan, eine Schamanentrommel und sogar einen Djembe, Instrumente, die ich früher verachtet habe, ich aber mittlerweile fühle, dass sie die Emotionen verkörpern können, die ich rüberbringen möchte. Vor allem aber verbringe ich die Tage mit spüren. Ich versuche, alles, was ich spüre, ohne Bewertung wahrzunehmen. Wenn es mir dient, implementiere ich es in meine Routinen, wenn nicht, dann erforsche ich weiter. Wenn ich Angst spüre, nehme ich einen Gang raus und frage mich, ob sie begründet ist oder ob ich was Neues lernen kann in diesem Moment.

Ich erweitere fast jeden Tag meinen eigenen Horizont, indem ich auf meinen eigenen Wegen laufe.

Meine Regeln

Ich nehme vieles von dem, was mir begegnet, auf meinem Handy auf. Ich spreche meine Gedanken aus, alle Ups und alle Downs, was ich esse, warum ich mich bewege, dass das Scheißtabu auf psychische Probleme endlich aufgehoben werden sollte und vieles mehr.

Ich studiere Fälle psychischer Krankheiten in Deutschland, Europa und weltweit. Ich staune: 5,3 Millionen der erwachsenen Deutschen sind im Laufe eines Jahres an einer unipolaren oder anhaltenden depressiven Störung erkrankt. Die Gefahr, einmal im Leben zu erkranken, liegt bei 17,1 %. Das ist circa jeder fünfte Bürger. Weltweit sieht es nicht viel besser aus. 322 Millionen Menschen waren laut WHO im Jahr 2015 betroffen.

In dem Moment als ich das Buch schreibe, inmitten einer Pandemie, fürchte ich, dass die Zahlen noch um einiges ansteigen werden. Ich realisiere, wie unglaublich wichtig es ist, das Tabu zu durchbrechen. Ich muss anfangen zu sprechen, und zwar im großen Stil. Ich entscheide mich, dass ich noch lauter werden muss. Ich kaufe mir ein Whiteboard, das man an die Wand kleben kann, solche, die magnetisch sind oder wie ein Ballon. Wenn man diesen über die Haare reibt, klebt der auch an der Wand.

Alle meine Gedanken, Impulse, meine Mission, Gefühle oder sonstiges male ich groß auf die Whiteboard-Seiten an die Wand. Mein Vater sieht das Ganze irgendwann und nennt es mein „soziales Labor“.

Auf einer großen Seite steht ganz oben „Stop feeling sorry for yourself“, weil ich es satthabe, dass ich oder andere Menschen so in Selbstmitleid schwelgen, obwohl es so viel gibt, dass du selbst verändern kannst. Die Botschaft ist positiv gemeint, obwohl sie vielleicht eher negativ klingt. Höre auf, Selbstmitleid zu fühlen, und fühle stattdessen doch etwas Ermächtigendes. Du brauchst nur die richtigen Werkzeuge, um dein Leben zu verändern, davon bin ich überzeugt.

Auf einer anderen Seite stehen alle „Hacks“, die ich verfolge, um einen anderen Umgang mit meiner Depression zu ermöglichen. Ich untersuche ketogene Ernährung, Bewegung, Meditation, Kälte, Literatur und ich schreibe das Wort „Walk“ auf. Ich möchte weit laufen! Durch die Antarktis, einmal um die Welt, eine Million Schritte, ich weiß noch nicht genau was, aber dass ich laufen möchte, ist klar.

Ich lese viele Bücher, und eines beeindruckt mich sehr: „12 Rules for Life“ von Jordan B. Peterson. Jordan Peterson ist ein kanadischer klinischer Psychologe und Psychologieprofessor. Sein Interesse, das Buch zu schreiben, erwuchs aus seinem persönlichen Hobby, auf Quora gestellte Fragen zu beantworten.

Eine dieser Fragen war: „Was sind die wertvollsten Dinge, die jeder wissen sollte?“, worauf seine Antwort 42 Regeln umfasste, die er später im Buch auf zwölf kürzte.

Peterson erklärt, dass es "nicht nur für andere Menschen geschrieben ist. Es ist eine Warnung an mich“.

Die Idee des Buches laut Peterson ist:

„Es ist schön und gut zu denken, dass der Sinn des Lebens Glück ist, aber was passiert, wenn man unglücklich ist? Glück ist ein toller Nebeneffekt. Wenn es kommt, nehme es dankbar an. Aber es ist flüchtig und unvorhersehbar. Es ist nicht etwas, das man anstreben sollte – weil es kein Ziel ist. Und wenn Glück das Ziel des Lebens ist, was passiert, wenn man unglücklich ist? Dann ist man ein Versager."

Das trifft mich tief, weil ich sehr lange das Spiel der Gesellschaft mitgespielt und nach Glück gesucht habe. Dabei habe ich alles, was ich spürte, was ich gedacht habe und was wichtig war, weggedrückt. Die Angst ignoriert, die Wut weggesteckt, die Trauer verscheucht. Nur die akzeptierten Emotionen habe ich mir erlaubt, und dabei wurde ich immer unglücklicher und immer mehr zu einem Versager.

Ich bin sehr inspiriert von seinen „Regeln" und entscheide mich, auf einer Seite an der Wand meine eigenen neuen Regeln für mein Leben aufzuschreiben.

Bevor ich euch meine eigenen Regeln mitgebe, möchte ich aber ein paar Randnotizen machen:

Die Regeln sind keine feststehenden Regeln. Sie sind Leitfäden für mich gewesen, die vor allem dafür gesorgt haben, dass ich angefangen habe, Sachen aus einer anderen Perspektive wahrzunehmen. Sie müssen oder werden für dich vielleicht gar nicht funktionieren, trotzdem ist die Kernbotschaft sinnvoll. Die Regeln sind teilweise konträr, weil ich ein Mensch bin und kein Roboter. Ich brauche manchmal Feuer unterm Arsch und manchmal auch eine warme Decke und einen heißen Kakao. Fühle dich frei, diese Regeln für dich weiterzuentwickeln, zu erforschen, zu verdammen oder sie zu ignorieren.

***

Regel 1

Mach deine eigenen Regeln:

So viele Jahre meines Lebens habe ich die Regeln der Gesellschaft mitgespielt, eine Maske getragen, nicht über meine Gefühle gesprochen, immer versucht, weiter, größer zu werden, mehr zu bekommen und Wohlstand angestrebt. Ich habe konsumiert und mich nicht wirklich damit beschäftigt, was mein Konsum eigentlich für einen Einfluss auf meine Umwelt hat. Dadurch bin ich so weit von mir selbst weggetrieben, dass ich irgendwann krank wurde. Ich glaube, dass es an der Zeit ist, unsere eigenen Regeln zu etablieren. Wenn du nicht immer gut aussehen möchtest, dann laufe einen Tag lang im Pyjama rum, ungeachtet, was irgendwer davon halten mag. Wenn du über deine Gefühle sprechen möchtest, weil sie dich gerade sehr beschäftigen, dann spreche darüber, und pronto bitte. Mach deine eigenen Regeln da, wo du kannst, weil du dir damit wieder Raum schaffst, der Mensch zu sein, der du wirklich bist. Oder du findest heraus, dass du gern ein anderer Mensch sein möchtest. Wie auch immer, nehme die Verantwortung an und mache deine eigenen Regeln.

Regel 2

Es ist okay, nicht okay zu sein:

Höre auf, danach zu streben, keine negativen Emotionen zu haben. Sie gehören zum Leben, sie gehören zu dir. Für mich ist es essenziell geworden, alle Gefühle zu akzeptieren und mich mit ihnen auseinanderzusetzen. Deswegen verlasse ich so oft wie ich kann meine Komfortzone. Da fühlst du, da kannst du nicht anders als ehrlich zu spüren, und wenn du dort lernst zu akzeptieren, dass es trotzdem okay ist, kommst du viel weiter, als wenn du ständig versuchst, negative Gefühle zu unterdrücken. Ich bin eine Zeit lang mit einem Steinchen im Schuh rumgelaufen, um mich daran zu erinnern, dass es völlig in Ordnung ist, unbequem zu sein. Ich hatte trotzdem Spaß mit Freunden, konnte noch laufen, war im Wald, nur halt eben mit einem Steinchen im Schuh. Negative Gefühle sind nicht das Ende des Lebens, oder wie Jordan Peterson sinngemäß sagt: Glück ist nicht das Ziel des Lebens, weil du dann nämlich immer ein Versager bist, wenn du unglücklich bist. Sei mal unglücklich oder trist oder depressiv. Setze dich da doch mal mitten rein, statt es immer verändern zu wollen. Vielleicht geht es dir dann endlich ein kleines bisschen besser.

Regel 3

Die ersten zwei Stunden des Tages gehören dir:

Nutze sie, verteidige sie, nehme sie dir. Bitte hab so viel Selbstliebe, um dir diese zwei Stunden zu gönnen. Der Beginn des Tages ist für dich da, um deinen Geist in Ordnung zu bringen. Die Welt ist manchmal schwer, hektisch und ungerecht. Bereite dich zu Beginn des Tages vor. Mache dein Bett, spüre ohne Wertung in dich hinein. Meditiere, spaziere, nehme eine kalte Dusche, koche Kaffee und setz dir deine Ziele für den Tag. Es hilft sehr, dich vorher zu bewegen, weil es deinen Geist in den richtigen Zustand bringt. Geist und Körper sind nicht getrennt, und du brauchst beides, um gut durch den Tag zu kommen. Mach dir keinen Druck bei all diesen Sachen. Meditiere so lange, wie es sich gut anfühlt, bewege dich so, wie du dich bewegen magst, leg dich ruhig zwischendurch ein wenig hin oder mache die Heizung an. Frage dich: „Wie geht es mir?“, und wenn du die Antwort hast, frage dich: „Wie möchte ich, dass es mir geht?“ Die kalte Dusche darf der einzige kurze Kampf am Morgen sein, weil sie es wert ist, glaube mir. Aber auch da gehst du am besten nur so weit, wie es sich gut anfühlt, und kommunizierst aufmerksam mit deinem Körper. Mir hilft es, eine kleine Belohnung nach der kalten Dusche zu haben, zum Beispiel eine leckere Tasse Kaffee oder Katzenvideos auf Youtube. Als Selbstständiger ist es wahrscheinlich einfacher, die ersten zwei Stunden des Tages freizuschaufeln. Wenn du einen festen Job hast und schon früh losmusst, ist mein Tipp: Versuche, deine Morgenroutine super effektiv zu gestalten und nehme sie sogar mit auf den Weg zur Arbeit. Kalt duschen kannst du egal wie früh es ist, Fasten zum Beispiel auch. Vielleicht machst du dann noch zehn Minuten Meditation und baust dir eine Atempraxis auf, die du unterwegs machen kannst. Zum Beispiel Box Breathing im Auto, Zug oder auf dem Fahrrad. Vier Sekunden einatmen, vier Sekunden halten, vier Sekunden ausatmen, vier Sekunden halten. Wenn du das zehn Minuten machst, fühlst du dich schon ganz anders. Versprochen.

Regel 4
Ziehe dich jeden Tag einen kurzen Moment aus deinem Leben zurück:
Ich wohne in Köln, einer schönen Stadt, wie ich finde. Aber trotzdem ein riesiger Haufen Häuser, kleine Käfige, und wenn ich aus dem Fenster schaue, sehe ich Menschen mit Kopfhörern auf und den Blick auf das Handy gerichtet. Frauen, die versuchen, ihren Bauch einzuziehen, weil sie auf dem Bildschirm nur solche Vorbilder sehen. Keiner kann sich von diesem Druck lösen, nicht ganz, glaube ich. Ich finde es schwer, den ganzen Tag in dieser Realität zu leben, weil sie mich nicht glücklich macht. Das, was sich aber jeder gönnen kann, ist, sich ein paar Momente am Tag aus diesem Hamsterrad rauszuziehen. Da kannst du die enge Hose aufmachen und den Bauch rausfallen lassen, da kannst du tanzen, so doof wie möglich, oder einfach sitzen und visualisieren, wo du gerne wärst. Ich sitze gerne vor meiner Rotlicht-Lampe und visualisiere, dass ich am Strand in Portugal bin. Für mich bringt es ganz viele Ruhe und Ordnung, wenn ich mich zurückziehe. Ich habe die Ruhe, mich zu fragen, ob ich gerade das mache, was ich eigentlich möchte, und wenn nicht, warum nicht. Ich kann mir sagen, dass alles in Ordnung ist, dass ich gut genug bin. Die innere Welt ist ein wenig leichter zu verändern als die äußere, also nimm dir die Zeit, sie zu erkunden.

Regel 5

Sei wettbewerbsfähig in allem, was mit körperlichen Herausforderungen oder persönlichem Wachstum zu tun hat:

Ergreife jede Gelegenheit, um etwas zu lernen, das du noch nicht kannst, deinen Geist oder Körper zu stärken. Nicht nur, dass alles andere im Alltag einfacher wird, wenn du es von Zeit zu Zeit bewusst schwerer für dich machst, ein starker Geist und ausdauernder Körper sind Werkzeuge, die dich ein Leben lang unterstützen. Wenn man weit genug „rauszoomt", kann man sehen, dass es sogar sehr viel mit Selbstliebe zu tun hat, wettbewerbsfähig zu sein. Ich war in meinen tiefen depressiven Phasen nicht wettbewerbsfähig, da ich mich nicht geliebt und damit mir nicht vertraut habe. Jetzt stehe ich wieder wie der beste Coach der Welt an meiner eigenen Seite und feuere mich an Neues zu lernen oder mich körperlich oder geistig zu verbessern. Sei nicht konkurrenzorientiert bei Freundschaften, deinen Beziehungen oder im finanziellen Bereich!

Regel 6

Lerne oder entwickele Mantras und wiederhole sie mehrmals am Tag:

Ein Mantra ist eine mächtige Sache. Je öfter du dir etwas sagst, desto mehr erinnert sich dein Verstand daran. Leider gilt das auch für negative Dinge. Genau deshalb sind Mantras so wichtig. „Keiner wird es für dich machen", war eine lange Zeit ein sehr wichtiges Mantra für mich. Es hat mich begleitet, wenn ich mich lethargisch oder allein gefühlt habe. Das Mantra kam immer schneller und automatischer und erinnerte mich daran, dass nur ich die Situation verändern kann. Entweder durch Veränderung meiner Gedanken, durch einen neuen Impuls oder indem ich mit jemandem über meine Gefühle spreche. Ich muss aber den ersten Schritt machen. Das hilft auch sehr gut bei dem ganzen Geschirr, das spät am Abend noch in der Spüle steht und das du besser sofort abwäscht, weil es am nächsten Morgen eingetrocknet ist. ☺

Regel 7

Mache jeden Tag eine Sache, die dir Angst macht:

Angst ist eins meiner Lieblingswerkzeuge. Da sie so tief in uns verankert ist, bewegt sie auch ganz viel. Angst hat eine unglaubliche Energie, und wenn du es ein wenig übst, kann sie ein Werkzeug werden, das dir hilft, immer weiter zu schauen, immer weiter zu forschen. „Ich spüre Angst, interessant. Wovor habe ich denn eigentlich Angst? Ist diese Angst notwendig?“ Wenn du dich in Lebensgefahr begibst, ist Angst absolut notwendig, und du solltest auf sie hören, in der pursten Form. Wenn die Situation aber nicht lebensgefährlich ist, was sie in unserer modernen Gesellschaft sehr häufig ist, dann kannst du es dir gönnen, ein wenig mit ihr zu spielen. „Kann ich erforschen, ob meine Angst begründet ist?“, ist eine meiner Lieblingsfragen. Und sie leitet den Weg ein, seine Gefühle zu erforschen und zu vergleichen mit der realen Welt. Wenn es Angst im sozialen Kontext ist, habe ich gelernt sie auszusprechen: „Ich habe ein wenig Angst, dass du vielleicht sauer wirst, aber dürfte ich noch mal fragen …“ Und weil in kaum einem Fall die Person wirklich sauer wurde, habe ich gelernt, dass diese Angst unbegründet ist. Auf anderen Ebenen kann man das genauso spielen. Für mich ist die Überwindung von Ängsten eines der stärksten Gefühle, die man erleben kann. Das Gefühl des Adrenalins im Körper, die weiten und fokussierten Pupillen, der ruhige Geist (da der Neokortex ausgeschaltet wird) und das Gefühl nach dem „Sprung ins kalte Wasser“. Auch hier funktioniert es gut, dir etwas zur Belohnung in Aussicht zu stellen. Ein leckeres Essen, ein Mittagsschläfchen oder was Süßes am Nachmittag.

Regel 8

Lese Gedichte und nehme dir Zeit, Kunst zu studieren:
Poesie und Kunst sind die Art von Dingen, die für mich die reale Welt darstellen. Die Welt als eine Bühne, unser Leben als ein Stück darin. Nicht ein bloßer Ort von Gegenständen, sondern Emotionen, Erfahrungen, Beziehungen, Farben und Gerüche. Ordnung und Chaos und die Verspieltheit, die der Künstler sich mit diesen Elementen erlaubt. Ich habe mich lange Zeit geweigert zu akzeptieren, dass jeder Mensch Kunst schaffen kann. Ich musste irgendwann meine eigenen Augen öffnen und die Schönheit dieser Tatsache erkennen. Kunst ist universell, Kunst ist frei, Kunst ist subjektiv und Kunst kann alles sein, also kann jeder sie machen. Auch du kannst Kunst machen, egal was für Kunst. Das Schöne daran ist, dass du dir allen Druck nehmen kannst. Kunst darf hässlich sein oder krumm oder auch einfach nicht funktionieren. Alles völlig in Ordnung. Ich ziehe viel mehr Inspiration aus Kunst als auch Sachbüchern, Foren oder Workshops. Das heißt

nicht, dass es nicht viele hilfreiche Tipps und Anregungen gibt auf solchen Plattformen. Es ist nur so, dass ich immer weniger an Methoden glaube und immer mehr an das Erforschen seiner Selbst, und das ist eine Kunstform in Bezug auf sich selbst. Ich kenne Menschen, die von Hyperventilieren ruhig werden, Menschen, die ihre Ernährung umstellen und Depressionen heilen, oder welche, die sich von einer Wahrsagerin behandeln lassen gegen ihre Rückenschmerzen. Wir sind alle Individuen und keine Roboter, deswegen hören, sehen, riechen und spüren wir alle anders. In der Kunst gibt es keine Methoden, manche Sachen magst du, andere nicht, jeder Mensch sieht in einem abstrakten Bild was anderes, und genau deswegen finde ich es wichtig, dass du selbst findest, was für dich funktioniert. Ich habe Inspirationen zu Bewegungen aus Gemälden gewonnen, nach dem Hören eines Liedes meine Sichtweise auf bestimmte Themen verändert, die Kälte besiegt, indem ich laut „Die Begebenheiten des Prinzen von Ithaca oder der seinen Vater Ulysses suchende Telemach" rezitiert habe. Kunst schafft Freiheit und hilft dir, aus dem goldenen Käfig zu kommen. Also bitte, lese Gedichte, studiere Kunst. Im schlimmsten Falle kannst du deinem Freund oder deiner Freundin was Schönes erzählen, bevor ihr schlafen geht.

Regel 9

Umarme das Chaos:

Chaos: ein Zustand der völligen Verwirrung; der Stromausfall verursachte Chaos in der ganzen Stadt; oft großgeschrieben; ein Zustand der Dinge, in dem der Zufall die

Oberhand hat; besonders der verworrene, unorganisierte Zustand der Urmaterie vor der Erschaffung der verschiedenen Formen.

Chaos ist nicht nur etwas Schlechtes. Wir verbinden das Wort Chaos weitgehend mit negativen Emotionen oder Gefühlen. Doch wie hier oben zu lesen ist, ist Chaos auch die Voraussetzung dafür, dass Neues entstehen kann. Bevor es die Erde gab, gab es Chaos, bevor es ein Lied gab, gab es Chaos, bevor es Ordnung gab, gab es Chaos. Also braucht die Ordnung das Chaos. Wenn du lernen kannst, das Chaos als einen Teil deines Lebens anzunehmen, wird es viel einfacher sein, Ordnung zu gestalten, Struktur in deinen Tagesablauf zu bringen, dich mit deinen Emotionen zu beschäftigen. Alles wird einfacher, wenn du einen gewissen Prozentsatz an Chaos umarmst, um Neues wachsen zu lassen, um nicht zum Sklaven deines Perfektionismus zu werden. Ich selbst kann im Streben nach Ordnung manchmal sehr perfektionistisch sein. Wenn ich meditiere, möchte ich ganz in der Meditation sein und nicht durch kleine Ablenkungen gestört werden, aber wenn ich das kleine Chaos der Ablenkung nicht zulasse, meditiere ich nicht wirklich.

Regel 10

Mache es dir mal unangenehm:

Das Streben nach Glück im Leben macht manche Menschen sehr unglücklich. Auch wenn es überall um dich herum vielleicht so aussieht, als wären die Leben anderer perfekt. Das ist totaler Bullshit. Ich habe für mich entdeckt, dass die Fähigkeit, im Unangenehmen sein zu können, eine unglaublich hilfreiche Fähigkeit ist. Die Welt war noch nie angenehm. Früher mussten wir für unser Essen rennen, jagen, schwitzen, Verletzungen in Kauf nehmen und am Ende auch noch teilen. Wir haben gefroren im Winter, hatten keine Klimaanlage im Sommer, und unsere Körper haben sich an die Umgebung angepasst. Wir sind nicht dafür gemacht, es immer komfortabel zu haben. Als ich anfing, mich mehrmals am Tag etwas Unangenehmen auszusetzen, bemerkte ich, wie viel Kraft ich habe, wie zäh ich sein kann und wie gut ich damit meinen Geist stärken kann. Du musst nicht direkt das Unmögliche versuchen, mach es simpel. Du kannst zum Beispiel einmal am Tag im Winter eine Minute draußen im T-Shirt stehen oder im Sommer mal einen Sprint machen, damit du ins Schwitzen kommst, oder die Luft anhalten, solange du kannst. Die Möglichkeiten sind endlos.

Regel 11

Strebe nicht nach Disziplin, strebe nach Verständnis:
Viele Menschen fragen sich, wie ich meinen Weg angefangen habe oder die Disziplin hatte, selbst aus meiner Depression rauszukommen. Ich glaube nicht, dass es mit Disziplin zu tun hat, sondern viel mehr zu verstehen, warum ich es machen sollte und konnte. In Polen im Eiswasser spürte ich, dass ich viel mehr konnte, als ich dachte, dass wir viel robuster und resistenter sind, als wir denken. Was oft fehlt, ist nicht die Disziplin, sondern sich daran erinnern zu können, wofür man es macht. Und nicht nur auf der kognitiven Ebene, sondern sehr viel auf der

Körperlichen. Ich weiß, wie ich mich nach einem Sprung ins Eiswasser fühle, ich kenne die ruhige geballte Kraft, die ich spüre, nachdem ich Breathholds gemacht habe. Ich kann das Gefühl beschreiben, wenn ich meinen Tag mit Struktur versehe, statt vor mich hinzuleben. Fokussiere dich also nicht auf Disziplin, sondern lerne zu verstehen, warum es wichtig ist, bestimmte Sachen zu machen, auch wenn sie hin und wieder mal unangenehm sind.

Regel 12
Entwickele die Gewohnheit, Was-wäre-wenn-Fragen zu stellen:
Mit dieser Fragestellung habe ich unglaublich viel über mich selbst gelernt. Was wäre, wenn ich schon ausgesorgt hätte? Würde ich dann immer noch genau das tun, was ich gerade mache? Für mich ist das eine essenzielle Frage, da ich entdeckt habe, dass ich Sachen im Leben machen muss, die ich für wertvoll halte, die mich erfüllen und die, im besten Fall, anderen Menschen helfen können. Was wäre, wenn ich mich immer gut fühlen würde? Dann würde ich es gar nicht erkennen, weil ich mich nie schlecht fühle und dadurch das gute Gefühl gar keinen Wert hat. Du kannst sogar versuchen das Was-wäre-wenn-Prinzip in Situationen einzubauen, um weniger zu reagieren, mehr zu verstehen und dann zu kontrollieren. Was wäre, wenn ich das gerade nicht an mich rankommen lasse? Diese Frage hilft mir sehr oft in Situationen, in denen ich eigentlich unsicher bin und mich Menschen mit ihren Worten schnell fertig machen können.

Regel 13

Ziehe deinen besten Anzug oder dein schönstes Kleid an und diniere mit dir selbst:

Jetzt ist es schwer mich zu erinnern, ob ich diese Zeile irgendwo gelesen habe oder selbst darauf gekommen bin, wenn ja, bin ich brillant. Die Essenz dieser Zeile ist jedoch nicht zum Scherzen geeignet. Selbstliebe und Selbstachtung entwickeln und gut zu sich selbst sein. Warum nicht mit einer Geste anfangen, die du normalerweise für jemand ganz besonderen aufheben würdest? Ich versuche, das einmal im Monat zu machen. Stelle dir vor, du gehst auf den örtlichen Markt, kaufst ein paar sehr schöne Produkte, von denen du denkst, dass sie sehr gut zusammenpassen (oder das Rezept sagt dir, dass sie es tun), du gehst zum örtlichen Weinhandel, holst dir eine schöne Flasche des besten Weins, den du dir leisten kannst, gehst in den Feinkostladen für einen leckeren Nachtisch oder eine sehr gute Tüte Kaffeebohnen. Dann gehst du nach Hause, legst schöne Musik auf und ziehst dir entspannte Kleidung an, vorerst. Dann fängst du an, dein leckeres Gericht zuzubereiten, stelle sicher, dass der Nachtisch fertig ist, der Wein kalt ist oder bereits atmet. Dann hüpfst du unter die Dusche, putzt dir die Zähne und kämmst die Haare. Lege dir dein Lieblingsparfum auf und hole deinen feinen Anzug oder das Lieblingskleid aus dem Kleiderschrank. Kerzen brennen auf dem Tisch, deine besten Teller stehen bereit und das Silberbesteck liegt daneben. Und da sitzt er/sie, dieses liebenswerte Geschöpf, dieses Naturphänomen, derjenige, den du so sehr liebst: du!

Regel 14

Mach es einfach:

Diesen Satz kannst du zweideutig lesen. Entweder mach es dir einfach oder mache es doch einfach mal. Du kannst alles schwieriger machen, als es ist, du kannst es deswegen aber genauso gut einfacher machen. Ich bin mehrere Jahre in Adiletten rumgelaufen, im Winter, im Sommer, auf Hochzeiten oder zu Hause. Grund dafür ist, dass ich irgendwann erkannt habe, dass durch die Lustlosigkeit in der Depression ich oft einfach keine Muse hatte, irgendwas anzuziehen. Es war sehr leicht, mich dafür zu verurteilen oder es größer zu machen als nötig. Und dann in Polen fiel mir auf, dass Jakob eigentlich immer in Adiletten läuft, und der ist absolut nicht depressiv. Ich nahm mir vor, mir nicht mehr so einen Kopf zu machen und einfach Adiletten als festes Schuhwerk zu wählen. Es hat in den Jahren, die ich sie getragen habe, keiner gemeckert, außer meiner Mama vielleicht. Und nur als ich mal ohne Adiletten irgendwo hinkam, wurde ich gefragt: „Wo sind denn deine Adiletten?“ Ich habe die Adiletten, die ich immer getragen habe, leider irgendwann im Park verloren und wollte mir keine neuen kaufen, weil ich den Versuch, mehrere Jahre keine Klamotten zu kaufen, nicht unterbrechen wollte. Ich bekam Barfußschuhe von Ben und bin seitdem darin gelaufen. Falls dieses Buch ein Bestseller wird und Adidas bereit ist, mich zu sponsern, möchte ich sehr gerne wieder ein paar Adiletten haben, aber am besten gebraucht und schon ein wenig abgelaufen. ☺

Viele Menschen, die ich kenne, trauen sich nicht, mit irgendwas anzufangen, ohne erst Tage im Internet zu erforschen, wie man es zu machen hat, oder auch den Sinn hinter dem Ganzen zu suchen. Ich lerne jeden Tag mehrere „Random Skills". Sachen, wovon ich nicht genau weiß, ob ich sie je brauchen werde. Jonglieren, Handstand, löten, nähen, eine Nasenflöte spielen, Arabisch sprechen. Ziel ist das Lernen selbst, nicht, ob es funktioniert. Jonglieren geht mittlerweile gut und hat sich für Kindergeburtstage als hilfreiche Fähigkeit herausgestellt, Arabisch läuft nicht so gut, schwierige Sprache. Ich lerne, wann und solange ich möchte, ich mache es mir einfach, indem ich meine eigenen Regeln fürs Lernen mache. Ich merke, wenn ich neue Sachen lerne und einfach anfange, ich in den Flow komme. Oft verbinde ich kognitives Lernen auch mit Bewegung. Es gibt viele wissenschaftliche Studien dazu, warum neue Sachen zu lernen, gut für dich ist, das werde ich hier aber nicht vertiefen. Für mich hat das Lernen etwas mit Neugier zu tun, jene Neugier, die ich in der Schule verloren habe, weil ich nicht lernen durfte, was mich interessierte und schon mal gar nicht, wie ich gerne wollte. Versuche doch mal, im Kopfstand ein Buch über Holzbearbeitung zu lesen, das macht ziemlich viel Spaß. Im weitesten Sinne hat es etwas mit Selbstliebe zu tun, dir zu gönnen, neue Sachen zu erlernen, sie aber nicht vollenden zu müssen oder gar zu beherrschen. Einfach lernen, des Lernens wegen. So wie die Schulen vielleicht irgendwann mal funktionieren könnten: keine Tests oder Prüfungen, sondern ein Gespräch über das, was dich interessiert und ob du es in dein Leben integrieren kannst. Welch eine romantische Utopie, leider.

Was den Mache-es-doch-einfach-mal-Anteil in der Botschaft angeht: Ich habe angefangen, Sachen einfach mal zu machen, ohne mir Gedanken über die Dauer, den Weg und das Ergebnis zu machen. Das machen wir schon den ganzen Tag, wie lange dauert eine Aufgabe, wie erledige ich sie und was ist das Ergebnis. Menschen, die mich fragen, wie sie mit dem Eisbaden anfangen sollen, möchten diese drei Faktoren in der Antwort hören:

„Nun, also du atmest vorher dreimal 30 Atemzüge ein, hältst dann die Luft an, danach setzt du dich in die Eiswanne, für genau zwei Minuten, und dann kommst du raus, dir wird kalt sein und du wirst zittern, also machst du fünf Minuten Horsestances und singst dabei laut ‚Ice Ice Baby'. Durch die Kälte wird deine Thermogenese angeschmissen und du verbrennst dabei 207 Kalorien in den nächsten zwei Stunden."

Ich antworte aber eher so:

„Wie wäre es, wenn du deinem Impuls folgst? Vielleicht möchtest du nur mit einem Fuß mal rein? Oder du springst kopfüber in einen See im Winter? Du kannst immer wieder raus. Finde heraus, was dich dazu treibt, ins kalte Wasser zu springen, und nehme es mit, erforsche deine Gefühle, kommuniziere mit dir selbst und habe Spaß, bitte."

Oder in Kurzform:

„Mache es einfach."

Regel 15

Spreche:

Wenn du was zu sagen hast, ist schweigen eine Lüge. #deutschlandwirmüssenreden ist nicht umsonst mein Motto. Ich sehe, dass so viele Menschen die Fähigkeit zu sprechen verloren haben. Meiner Einschätzung nach dient die Sprache nur einem Ziel: wiedergeben, was sich in der inneren Welt abspielt. Sich verbinden mit anderen, und neue Ideen schaffen. Stattdessen reden wir meistens über das Wetter, Autos, Fußball oder Tinder, und wie schrecklich das ist. Versuche dir anzugewöhnen, deine Gefühle wieder auszusprechen. Zum Spaß habe ich irgendwann mal ein Gefühlsbarometer mit Freunden von mir entwickelt und wir waren erstaunt, wie viele Wörter es gibt für verschiedenste Gefühle, pass auf:

angeregt, amüsiert, akzeptierend, aufgedreht, aufgeregt, aufgeweckt, aufrichtig, aufmerksam, ausgeglichen, ausgelassen, ausgeruht, authentisch, beeindruckt, beflügelt, befreit, befriedigt, begeistert, begierig, behaglich, belebt, belustigt, berauscht, beruhigt, berührt, beschwingt, beständig, bewegt, bezaubert, couragiert, dankbar, echt, eifrig, einladend, einfallsreich, empfänglich, energiegeladen, energetisch, energisch, engagiert, enthusiastisch, entlastet, entschlossen, entspannt, entzückt, erfreut, effizient, erfrischt, erfüllt, ergriffen, ergeben, erheitert, erleichtert, ermuntert, ermutigt, erregt, erstaunt, erwartungsvoll, euphorisch, exzellent, fasziniert, feinsinnig, frei, freudig, freundlich, friedlich, froh, fröhlich, fürsorglich, gebannt, geborgen, geduldig, geehrt, geerdet, gefasst, gefesselt, gelassen, geliebt, gemütlich, gerührt, geschützt, gespannt, gesellig, gesegnet, gesund, glücklich, glückselig, gütig, großartig, großzügig, harmonisch, heiter, hellwach, herzlich, hingerissen, hocherfreut, hoffnungsvoll, inspiriert, interessiert, intelligent, jugendlich, klar, kindlich, kraftvoll, kontaktfreudig, kommunikativ, konstruktiv, kooperativ, kreativ, kühn, lebendig, lebhaft, lebenslustig, leicht, leidenschaftlich, liebevoll, locker, lustig, lustvoll, meditativ, motiviert, munter, mutig, nah, nachdenklich, neugierig, offen, optimistisch, präsent, produktiv, privilegiert, respektvoll, ruhig, sanft, satt, schwungvoll, selbstsicher, selig, sensibel, sicher, sorgenfrei, sorglos, sonnig, spontan, stabil, still, stolz, strahlend, stressfrei, süß, tapfer, tatkräftig, teilend, tolerant, überglücklich, übermütig, überrascht, überschäumend, überschwänglich, überwältigt, unbekümmert, unbeschwert, unerschütterlich, ungezwungen, unschuldig, verblüfft, vergnügt, verliebt, verspielt, verständnisvoll, vertrauensvoll, verwundert, verzaubert, verzückt, vollwertig, vollkommen, wach, warmherzig, wissbegierig, wohl, wunderschön, zärtlich, zufrieden, zulassend, zugänglich, zugeneigt, zugewandt, zuhörend, zutraulich, zuversichtlich.

Und das sind nur einige von den Emotionen, die du beschreiben kannst! Wie viele kennst du? Vielleicht kannst du das nächste Mal auf die Frage: „Wie geht's dir?“, mal eines dieser Worte benutzen und schauen, wie dein Gegenüber reagiert.

Social Media?!

Im April 2018, ein paar Wochen, nachdem wir aus Polen zurück waren, sitze ich mit Pedro draußen auf der Terrasse.

Seitdem ich zurück bin, habe ich viel aufgeschrieben und auf dem Handy gespeichert. Gespräche und Gedanken über meinen Weg, was ich verändern möchte, was ich fühle, was funktioniert und was nicht. Vor allem, was ich denke über das Thema Depression und warum wir das ganze Thema anders sehen müssen. Ich merke immer mehr, dass die Depression keine Ursache ist, sondern die Folge des ständigen Versteckens von Gefühlen und Fragen. Irgendwann wird man davon krank, ob das jetzt seelisch oder körperlich ist.

Pedro kenne ich noch aus der alten Wohnung in der Schillingstrasse, da, wo ich versucht habe, mein Leben zu beenden. Pedro arbeitete in der Nähe und wir haben in der Kneipe an der Ecke oft Bier getrunken.

Pedro kennt mich noch aus einer Zeit, in der ich „mit der Maske" rumgelaufen bin. Wir hatten schon immer gute Gespräche, aber auch Pedro weiß nicht alles über mich oder was in meinem Leben passiert ist. Mittlerweile arbeitet Pedro beim Cafe Spatz, baut seine eigene Marke Los Pedros auf, originale mexikanische Küche, und ist, ohne es vielleicht zu wissen ein richtiger Life-Coach. Ich mag Pedro sehr, weil er einen felsenfesten Glauben an Gott hat und das auf seine amerikanische Art wirklich gut rüberbringen kann. Er ist in San Diego geboren und in seiner Freizeit liest er gefühlt tausende Bücher über Persönlichkeitsentwicklung. Sein Wissen hilft mir oft sehr.

Als ich ihm von Polen erzähle und wie ich angefangen habe, die Sachen für mich zu dokumentieren, fragt er:

„Warum nur dokumentieren?“

Ich antworte, dass ich nicht genau weiß, ob Leute überhaupt meine Videos sehen möchten, und ob meine Themen interessant sind und noch tausend andere Ausreden.

„Ich gebe dir eine Aufgabe“, sagt Pedro lächelnd. „Du nimmst heute noch deinen ersten Vlog auf, und zwar live und ohne zurückzuschauen. Den postest du auf Facebook ohne Wenn und Aber.“

Ich spüre die Aufregung und sage ihm aus einem Reflex:

„Warum nicht jetzt schon?“

Ich greife mein Handy und drücke auf Record:

„I´m recording right now. I have a new guru, we are drinking some alcohol and some of you might say alcohol is bad, but it is actually not the worst thing in the world.“

Ich labere vor mich hin, ohne wirklich was zu sagen. Wenn Pedro ins Bild kommt, fasst er kurz zusammen, was passieren wird:

„This guy is gonna start vlogging about something really exciting, I pushed his buttons, and he was like, yeah, I don't know, because we both know that this message of his is something very powerful. I told him, if you don't grab your phone in the next five seconds, you're never gonna do it.“

Maarten's Mind ist geboren, ohne dass ich es selbst weiß oder realisiere, was vor mir liegt.

Am Abend, zu Hause, nehme ich das erste echte Video auf, auf Englisch:

„My name is Maarten Hemmen." Den Satz fand ich damals schon gut. „I am 31 years old, I have studied drums at the conservatory, I currently have been working as a music producer and I have been dealing with extreme manic depressions, anxiety, a low self-esteem and the beginning of this year I have made a plan, to explore everything in life and be open to everything, to deal with, accept and maybe conquer my depressive state of mind."

Ich bekomme dutzende Nachrichten und Reaktionen von Menschen, von „Du? depressiv?" bis zu „Kopf hoch" und andere gut gemeinte Sprüche. Ich finde es zunächst schwer, dass viele Menschen nicht erkennen, was ich gerade ausspreche, dass ich nicht mehr leide, dass ich kein „Kopf hoch" brauche, sondern gerne hätte, dass mehr Menschen über ihre Ängste, über Gefühle, über ihre Dämonen sprechen.

In den folgenden Monaten vlogge ich weiter, fast täglich, ich halte die Kamera drauf, wenn ich Sport mache, wenn ich koche, beim Eisbaden oder wenn ich aufwache und es mir beschissen geht. Ich lasse immer weniger aus und werde ehrlicher und ehrlicher. Die Whiteboard-Seiten, die ich an der Wand habe, auf denen auch meine neuen Regeln stehen, fülle ich immer weiter aus mit Ideen, mit Gedanken, mit Dingen, die ich erforsche, entdecke oder nicht verstehe. Diese Dinge teile ich danach wieder in meinen Vlogs und bekomme Feedback oder auch nicht. Ich merke, dass die Tendenz, weil das Thema immer noch ein Tabu ist, eher dahin geht, dass viele Menschen sich die Videos anschauen, aber nicht reagieren. Das fühlt sich manchmal ein wenig frustrierend an, weil ich mich so gerne austauschen möchte. Auch möchte ich mich weniger allein fühlen, indem ich alles teile. Vorerst muss ich aber mit der Rolle des Pioniers klarkommen. Viele schauen sich meine Videos an, aber reagieren nicht wirklich.

Ich nehme das Video „Depression, the most exclusive club in the world“ auf und versuche, Außenstehenden zu erklären, wie isoliert und allein man ist im „Club der Depressiven“, und dass man sich schuldig fühlt und sich noch mehr zurückzieht und es nicht hilft, wenn jemand sagt „Kopf hoch“ oder „Ich fühle mich auch schon mal traurig“, sondern dass man einfach nur gern nicht mehr so allein sein möchte. Jemand kommentiert: „Das ist völlig in Ordnung, wie du dich gerade fühlst, und ich bin hier, wenn du mich brauchst.“ Die Nachrichten, die ich via Facebook bekomme, sind Nachrichten von Menschen, die es unglaublich tapfer finden, was ich mache, und für mich wird das immer komischer, weil ich langsam spüre, dass es selbstverständlich sein sollte, dass wir Menschen über unsere Gefühle, alle unsere Gefühle, reden. Das habe ich schließlich auch als Regel für mich selbst aufgeschrieben.

Ich wechsele irgendwann von Facebook zur Instagram und meine Follower-Anzahl wächst. Ich sehe, dass viele Menschen Interesse haben, sich aber nicht wirklich trauen, aktiv mitzustreiten und für mehr Öffentlichkeit zu sorgen. Das geht mir bis heute leider so. Ich versuche, meine Videos nicht zu editieren, nicht mehrmals aufzunehmen, sondern wirklich so zu sprechen, wie es mir gerade passt oder wie es mir gerade geht. Trotzdem merke ich, dass der Anblick vieler „professioneller“ Coaches mich verunsichert, und ich frage mich, ob ich nicht mehr Videos zu Selbsthilfe machen sollte. Ich habe eine Hass-Liebe zu Instagram und Social Media im Allgemeinen, das teile ich auch oft genug mit. Einerseits kann ich viele Menschen erreichen und ihnen hoffentlich sogar helfen, anderseits sind diese Foren genau das Problem. Es ist keine echte Kommunikation, jeder kann so tun, als wäre alles fantastisch, und ich sehe viel zu viele „perfekte Menschen“ mit perfekten Leben. Ich wünschte mir, ich könnte sie alle ins kalte Wasser werfen und zurück auf die Erde holen. „Wir haben eine Aufgabe, verdammt noch mal“, sage ich oft laut. „Menschen zu helfen, nicht noch unsicherer zu machen.“

Bis dato ist mein Instagram-Game von Hass und Liebe geprägt. Ich habe manchmal viel zu melden und tue es auch, andermal habe ich gar keinen Bock und melde mich tagelang nicht. Das ist für die Algorithmen von Instagram katastrophal, für meine Seele aber besser. Und wenn ich eine Umfrage mache, ob ich für meine Follower wertvollen Content kreiere, lautet die Antwort fast ausnahmslos „ja“, also akzeptiere ich es so, wie es ist, und rede weiter.

„Deutschland, wir müssen reden"

Da ich alle technischen Fähigkeiten und Geräte habe, ist es ein ziemlich logischer Schritt, einen Podcast anzufangen. Am 12. April 2019 veröffentliche ich meine erste Folge, indem ich meine Geschichte und den Grund für diesen Podcast erkläre. Der Podcast wächst, ich spreche mit Verena, meiner Ex-Freundin, darüber, wie es ist als Partner im Umgang mit Depressionen. Ich spreche mit Jakob über unsere Zeit in Polen. Ich spreche mit Maxim, der Sänger Maxim von „Meine Soldaten", über Gefühle, über Kunst, über Ängste. Der Podcast läuft immer noch, obwohl ich ein wenig mehr Zeit zwischen den Folgen habe. Die letzte Folge ist mit Rapper, Coach und Buddhist „Curse", ein kleiner Traum, der Wirklichkeit für mich wird. Manchmal stehe ich im Supermarkt und mich spricht jemand an: „Du bist doch Maarten's Mind?"

„Nun ja, ich selbst bin nur Maarten", stammele ich ein wenig überrumpelt. Ich vergesse immer, dass es Menschen gibt, die meine Sachen schauen oder zuhören.

„Dein Podcast hilft mir sehr, mach bitte so weiter." Der Mann bemerkt, glaube ich, wie peinlich es mir ist und fügt hinzu: „Das wollte ich dir nur einfach gerne sagen." Ich bedanke mich, ich fühle mich ein wenig peinlich berührt, aber auch stolz, mein Podcast wird gehört und hilft jemandem. Mir egal, ob es nur eine Person ist, ich kann helfen, das ist cool.

Inzwischen schreibe ich meine Gedanken weiter auf, es wird ein ziemlich langer Text. Der Text wird dank Jessica irgendwann zu einer Speech. Jessica sagt mir, dass ich auf die Bühne sollte. Sie arbeitet für GedankenTanken, jetzt Greator, und ich darf auf einer ihrer Veranstaltungen sprechen. Ich habe keine Ahnung, wie so was geht, aber habe meinen Vlog, Gedankentexte und meine Geschichte. Ich schreibe über meine Kindheit, wie ich die Schule und das System nicht verstand, wie ich schon immer Fragen hatte und viele Gefühle, die im Sport und der Musik nicht gewünscht waren. Ich schreibe über Polen und wie es mein Leben veränderte, ich schreibe über die Zahlen, die wir in Deutschland und weltweit in Sachen Depressionen haben, und welchen Weg ich für mich gefunden habe. Ich schreibe so viel, dass ich gar nicht weiß, wie ich das in eine 20-minütige Speech bekommen soll, ich möchte so gerne so viel teilen und verändern. Dank mehrerer Workshops, die ich über Jessica besuchen kann, bei denen professionelle Speaker und Coaches die Menschen für die Bühne bereit machen, finde ich meine Botschaft und der letzte Teil meiner Speech lautet:

„Da, wo man aus seiner Komfortzone rausläuft, da, wo noch keine Fußabdrücke sind, da, wo man sich konfrontiert mit sich selbst und gezwungen wird zu spüren: Da ist dein Weg. Für mich sind es die Herausforderungen: Wenn ich im Eiswasser treibe, einen Berg bei -15 Grad hochsteige, klettere, boxe oder laufe bis ich nicht mehr kann, aber auch, wenn ich mich morgens auf meine Yogamatte setze und tief in mich hineinspüre, mache ich eigentlich nur eines: Ich zwinge mich, zum absoluten Kern des Lebens zu kommen: überleben. Und Überleben geht nur, wenn man allen Ballast, den man nicht braucht, über Bord wirft. Überleben geht nur, wenn man alles akzeptiert, was ist, und sich der Natur hingibt. Überleben geht nur mit Gefühlen, Gefühle, die wir viel zu oft verstecken: Angst, Schmerzen, Aggressionen, Freude. Ich verstelle mich nicht, dafür habe ich keine Zeit, ich unterdrücke diese Gefühle nicht länger, ich brauche sie, sie gehören zu mir. Jeden Tag, jede Stunde, jede Sekunde. Ich spüre, das Spüren ist essenziell, weil Depressionen nicht nur im Kopf sind, sie stecken im Bauch und im Bein oder in der Schulter, im ganzen Körper. Ich habe angefangen zu sprechen und ich möchte, dass ihr mit mir sprecht, denn nur so können wir den längst überfälligen Schritt machen, etwas an Depressionen zu ändern. Indem du und ich uns anschauen und sprechen, indem wir die Natur des Menschen wieder finden, alles hinterfragen, die Regeln neugestalten, indem du und ich uns trauen zuzugeben, dass etwas verkehrt ist, denn nur dann können wir was besser machen. Mein Name ist Maarten Hemmen, und Deutschland, wir müssen reden."

***

Im August 2019 stehe ich auf der Bühne und spreche mit Deutschland, zwischen ganz vielen „Hochglanz-Speakern" mit „Sales-Pitches" in meinen Shorts und mit Adiletten. Und als ich meine Geschichte erzähle, ist es mucksmäuschenstill, Menschen schauen mich ganz ernst an. Ich bekomme das wegen der Aufregung alles gar nicht mit. Als meine Speech vorbei ist, ist es, als würde ich aufwachen

aus einem Traum. Das Publikum applaudiert lauthals und ich bedanke mich und gehe von der Bühne. Ich bin froh und traurig zugleich, dass es vorbei ist.
Draußen warten meine hochschwangere Frau und Max, ein Freund von mir und Manager, obwohl ich ihn so nicht nennen darf. Sorry Max. Außerdem ist Alexej dort, der einen WDR-Beitrag über meine Geschichte dreht.

„Wie fühlst du dich?“, fragt er, und ich kann noch nicht wirklich antworten.

„Ich glaube, es ist gut gelaufen“, stammele ich. Meine Frau schafft es kaum noch, auf den Beinen zu stehen, und ich möchte sie nach Hause bringen. Sie weigert sich vehement und verordnet mir an Ort und Stelle zu bleiben, um mit allen „Fans“ zu reden. Das mache ich widerwillig und laufe zum Flur. Die Veranstaltung läuft noch. Als ich hochlaufe, um kurz auf dem Balkon hinten zuzuschauen, wer jetzt spricht, kommt mir der Chef von GedankenTanken entgegen und umarmt mich.

„Wahnsinn, hier steht ein Superstar“, und er grinst mich und die Leute um mich herum an. Ich verkneife mir alles, was ich gerne sagen möchte, um das zu Entkräften und warum es das Letzte ist, was ich möchte, und höre auf die Worte meiner Frau: „Genieße den Moment.“

Nach der Veranstaltung bin ich noch im Foyer und habe das Gefühl, dass mich alle anschauen und anlächeln, keiner sich aber traut, mit mir zu reden. Ich fühle mich ein wenig wie ein Paria auf dem Geburtstagsfest der königlichen Familie. Dann kommt ein schüchterner Junge auf mich zu, er traut sich kaum, mich anzuschauen, aber bedankt sich von Herzen.

„Endlich mal jemand, der die Sachen so sagt, wie ich sie fühle. Danke fürs Aussprechen und Teilen." Ich bedanke mich, dass er auf mich zugekommen ist, und sage ihm, dass genau das der Grund ist, weshalb ich auf der Bühne gestanden habe.

„Deutschland, wir müssen reden", sage ich, „und das hast du gerade getan, danke dir." Bevor ich ihn nach seinem Namen fragen kann, ist er schon wieder weg.

Nach der Veranstaltung laufe ich nach Hause, das fühlt sich ein wenig ernüchternd an. Irgendwie ertappe ich mich dabei, dass ich mir vielleicht tief von innen vorgestellt hatte, der Laden würde aus den Fugen brechen und alle würden mit mir aufstehen, um was zu verändern.

„Natürlich läuft das nicht so, Hemmen", sage ich mir grinsend, und ich bin mir bewusst und sogar dankbar, dass ich noch so einen langen Weg vor mir habe.

Zu Hause trinke ich ein Glas Bier, allein in der Küche, zum Feiern, dass ich den Schritt auf die Bühne gemacht habe und meine Botschaft rübergekommen ist. Eigentlich kein wirklicher Grund zum Feiern, das Millionen von Menschen unnötig leiden, sage ich mir, aber ich genieße trotzdem das Glas Bier und lege mich danach zu meiner Frau, die mir durch die Haare krault und innerhalb einer Minute schon wieder eingeschlafen ist. Ich liege noch lange wach und mache mir Gedanken. Wie soll das weitergehen? Was wird alles noch von mir erwartet? Kann ich was verändern? Möchten Menschen Veränderung? Oder möchten sie lieber staunen und Menschen zu Helden machen? Werden mich Leute versuchen runterzuziehen?

***

In den nächsten Tagen erwartet mich schon eine sehr ernüchternde Erfahrung. Alexej, der die Doku für den WDR dreht, schneidet mit sehr viel Liebe zum Detail meine Geschichte zusammen. Meine Geschichte, so wie sie hier steht in kurz, meine Kindheit, die Depression und das, was ich jetzt mache, eigenständig für meine Gesundung kämpfen, einen eigenen Weg einschlagen und volle Kanne Verantwortung übernehmen, statt sie ans System abzugeben, Freude erleben, Hoffnung verbreiten. Das alles möchte der Redakteur beim WDR aber überhaupt nicht sehen. Er reagiert auf den Rohschnitt von Alexej mit Folgendem:

„Der Typ sieht überhaupt nicht depressiv aus, er liegt nicht im Bett und ich sehe keine Tränen. Warum läuft er mit so einem teuren Kopfhörer rum, sieht aber sonst aus wie ein Obdachloser?"

Alexej ist gebrochen, er nimmt es sich sehr zu Herzen. Mich schockt es selbstverständlich am Anfang auch, aber ich erkenne schnell, dass mir das noch öfter begegnen wird.

„Hohe Bäume fangen viel Wind", sagt mein Vater, als ich mit ihm darüber spreche. Wer was verändern möchte, hat es nie leicht, das erfahre ich gerade am eigenen Leib. Ich muntere Alexej auf, sage ihm, er darf entscheiden, ob er einen neuen Schnitt machen möchte oder ob er es sein lässt. Er ist aber abhängig von dem Budget des WDR, das er erst bekommt, wenn veröffentlicht wird, also schneiden wir neu. Am Ende machen wir mich, zum

Wohl des Redakteurs, mehr zum Opfer als nötig, wir schneiden die Kopfhörer raus, auf denen ich Musik höre und mich bewege, und als die Produktion an einen anderen Redakteur übergeben wird, darf Alexej doch noch veröffentlichen.

Das Video für GedankenTanken wird im September veröffentlicht und wird in den ersten Tagen hundertfach geteilt und tausendfach geschaut, viele Reaktionen strömen ein. Ich hadere vor allem mit dem Titel, den GedankenTanken gewählt hat: „Wie du Depressionen erkennst und linderst." Als würde das die Lösung sein, und nicht, wie ich in meiner Speech mit viel Mühe versuche zu erläutern, die Depressionen und alle anderen psychischen Themen in einem ganz neuen Blickwinkel wahrzunehmen. Dass die Depression eine Folge ist und keine Ursache. Den Text unter dem Video überlasse ich eurer Beurteilung:

„Maarten Hemmen leidet seit vielen Jahren unter psychischen Erkrankungen. In seinem Vortrag spricht er über das Monster im Kopf und erklärt, dass man Gefühle zulassen muss, wenn man Depressionen überwinden will. Eine schwere Depression trieb den gebürtigen Holländer bis hin zum Suizidversuch. Er konnte den Herausforderungen des Alltags nicht standhalten und sah keinen anderen Ausweg mehr, als sich das Leben zu nehmen. Der Suizidversuch ist gescheitert, doch Maarten Hemmen kämpft bis heute mit psychischen Problemen."

Ich merke, wie stark ich mich wehren möchte, den Kommerz mit meinem Thema zu verbinden, aber merke auch, dass Reichweite das ist, was mir helfen könnte, das

Tabu zu durchbrechen. Zusammen mit Max brainstorme ich immer wieder darüber, wie wir meine Botschaft verbreiten und Authentizität bewahren und trotzdem wachsen können. Ich verändere viel in meinem eigenen Umfeld, aber das ist mir, diesmal, wirklich nicht genug. Bis dato bin ich stolz auf unseren Kurs, wir haben uns nie verbogen, verkauft oder belogen, ich habe für keine einzige Speech oder Auftritt bezahlt und schon gar nicht danach irgendein „Paket" verkauft. Ich habe den Anspruch, „Menschen durch meine Geschichte" zu helfen, sehr ernst genommen.

Im Jahr 2019 spreche ich noch mit Lars Amend auf der Frankfurter Buchmesse, woraus eine gute Bekanntschaft wächst, zwar auf Distanz, aber sie ist da.

Ich spreche in Österreich auf der „Me On Stage Night" für und mit Jugendlichen, und es entwickelt sich eine sehr loyale Fanbase.

Ich spreche, wenn mich Menschen fragen, wie es mir geht. Ich antworte ehrlich und offen. Manchmal ist die Antwort: „Mit geht es heute nicht so gut, danke der Nachfrage." Ich bemerke, dass es sehr wichtig ist, dass ich Menschen mitteilen kann, wie es mir geht, ohne ihnen Angst zu machen. Deswegen sage ich danach meistens: „Aber das ist nun mal so, und ich habe heute vor, mir viel Ruhe zu gönnen und gute Gespräche zu führen." Bei manchen sehe ich die Erleichterung auf dem Gesicht, bei anderen entsteht sofort ein gutes Gespräch, weil sie mir erzählen, wie es ihnen wirklich geht, also ohne Maske. Im Allgemeinen merke ich aber immer mehr, dass Menschen mit mir sprechen wollen oder, wenn sie sich nicht ganz trauen, mir einen Daumen hoch geben oder mir sagen, sie haben meinen Podcast gehört.

Mit meiner Frau mache ich einen Plan, wenn ich nicht ganz gut erklären kann, wie es mir geht oder warum es mir so geht, weiß sie, was zu tun ist. Es gibt mehrere Momente, in denen sie danebengreift und mich versucht aufzumuntern, obwohl ich das gerade nicht brauche. Es gibt aber viel mehr Momente, wo sie genau weiß, was zu tun ist. Irgendwann, als unsere Tochter schon geboren ist und es mir ziemlich schlecht geht, nimmt sie mich an die Hand, geht mit mir zur Dusche, macht das Wasser auf eiskalt und schubst mich liebevoll drunter. „Komm, du kannst es“, sagt sie mir und lächelt mich an. „Atmen, Schatz, atmen.“ Ich finde es aus zwei Gründen fantastisch. Meine Frau ist Äthiopierin und hasst die Kälte, im Sommer läuft sie noch mit langen Hosen und Pulli herum. Der zweite Grund ist, dass ich lerne, dass die Kommunikation mit seinem Partner unglaublich wichtig ist, im Allgemeinen, aber vor allem, wenn man mit Depressionen kämpft.

Im Podcast mit meiner Ex-Freundin wurde mir zum ersten Mal wirklich klar, dass es als Partner von jemandem mit Depressionen genauso schwer sein kann. Man versteht nicht ganz, was mit dem anderen los ist, man möchte helfen, weiß aber nicht wie, und das frustriert und sorgt für Unverständnis in vielen Situationen. Wenn der Partner kommunizieren kann und lernt zu erklären, dass es zum Beispiel in Ordnung ist, ihm nicht sofort zu helfen, aber zu akzeptieren, dass es dann und wann nicht gut geht, ist man schon einen Schritt weiter.

Ich bekomme oft die Frage gestellt, was man als Partner/Partnerin oder Freund/Freundin tun kann, wenn jemand mit Depressionen zu kämpfen hat. „Du kannst vieles tun und vieles nicht tun“, ist dann meine Antwort. Du kannst deine Partnerin oder deinen Freund nicht unbedingt aufmuntern oder was verändern an der Situation. Du bist nämlich nicht das Problem und kannst es deswegen auch nicht auflösen. Das ist sehr wichtig zu verstehen. Deine Partnerin, dein Freund kämpft schon mit sehr vielen Gefühlen und häufig mit Schuldgefühlen. Du solltest sie nicht überladen mit Impulsen oder Veränderungen, denn die Gefahr ist zu hoch, dass du enttäuscht sein wirst und dein Gegenüber sich noch schlechter fühlt. Verändere nicht dein ganzes Leben für deinen Partner, sondern gestalte deinen Alltag genauso, wie du das möchtest. Also was kannst du dann tun? Für mich waren folgende Sachen enorm wertvoll, als ich mit meinen Depressionen kämpfte.

Dass Freunde mir gezeigt haben, dass sie da sind, no matter what. Dass sie mir gesagt haben, dass es völlig in Ordnung ist, da zu sein, wo ich gerade bin, und dass sie nicht von meiner Seite gewichen sind. Meine Frau hat sehr oft für mich gekocht, mir meine Sandalen neben das Bett gestellt und gesagt: „Du kannst zum Essen kommen, sobald dir danach ist.“ Sie hat sich dann nicht an den Tisch gesetzt und Erwartungen geschaffen, sondern ist ihrem Tag nachgegangen wie immer. Nur halt eben mit ein bisschen extra Support für mich. Und weil ich da sein konnte, wo ich war, und keinem Druck in der Situation ausgesetzt war, fiel es mir viel leichter, mich aufzuraffen und Mittag zu essen.

Außerdem habe ich mit meinen Freunden einen Deal gemacht, dass es in Ordnung ist, über krasse Gefühle zu sprechen. Ich kenne mich mittlerweile sehr gut und weiß selbst, wann ich gefährdet wäre oder wenn was nicht in Ordnung ist. Deswegen kann ich mit meinen Freunden oder meiner Frau über die tiefsten, schwärzesten Gefühle reden. Das hilft ihnen zu verstehen, wie sich so was anfühlt, und macht es für mich wiederum leichter, weil ich mich weniger allein mit diesen Gefühlen fühle. Es ist eine schwierige Sache, so eine Depression, also akzeptiere, dass es nicht immer richtig ist, was du versuchst. Manchmal war die kalte Dusche bei mir nicht der richtige Impuls und ich musste mich danach heulend hinlegen.

Wie dem auch sei, als Partner kannst du die unglaublich wertvolle Rolle annehmen, einfach da zu sein, sogar im Zimmer nebenan, oder direkt daneben im Bett, mit einem guten Buch oder einem Kakao. Wenn deine Partnerin oder dein Partner weiter kommt im Umgang mit seinen oder ihren Depressionen, könnt ihr sehr gut Pläne und Absprachen machen. „Wenn du merkst, dass ich mich zurückziehe, kannst du mir das direkt sagen?“ Einfach, ehrlich und offen. Oder: „Sei mir nicht böse, wenn ich die Energie für irgendwas nicht aufbringen kann, halte dich aber auch nicht ständig bei deinen eigenen Plänen zurück.“

Spreche, spreche, spreche.

„Atme, junger Padawan“

Da ich nicht einsehe, warum ich noch mal so viel Geld ausgeben muss, um „Official Wim-Hof-Instructor“ zu werden, entscheide ich mich, erst mal selbst weiterzumachen mit Kältetraining und Atmung. Jeden Tag dusche ich kalt oder gehe raus und schwimme in kaltem Wasser. Den ganzen Winter durch trage ich nur T-Shirt, Shorts und meine Adiletten, wenn ich rausgehe. Diese Adiletten werden zum Markenzeichen von Maarten's Mind, bis ich sie irgendwann im Park verliere.

Ich habe aus Polen ein starkes Mindset mitgenommen. Es fällt mir leicht aufzustehen, und wenn ich morgens unter der kalten Dusche stehe, ist danach einiges leichter als es früher war. Ich habe Ringe gekauft, diese an die Decke geschraubt, eine Box zum Hoch- und Runterspringen und eine Rotlicht-Lampe, unter die ich mich gerne nach dem kalt Duschen oder dem Sport lege und tief atme. Die neu entstehende Verbindung mit meinem Körper fühlt sich gut an.

Irgendwann reißt mein Meniskus beim Klettern und ich werde sofort operiert. Es ist Spätsommer und ich sitze in der heißen Bude zu Hause. Meine Frau ermahnt mich, nicht ständig mit meinen Krücken rauszugehen, und ich überlege, was ich Sinnvolles machen kann. Meine Oma überweist uns Geld, das macht sie immer mal wieder, seit ihr Mann gestorben ist, sie möchte den Kindern und Enkelkleinkindern etwas Gutes tun. Ich schaue schon lange nach einer Fortbildung, die sinnvoll ist, und entdecke

Patrick McKeown und seine Oxygen-Advantage-Methode. Patrick McKeown selbst litt einen Großteil seines Lebens unter Asthma und vielen anderen gesundheitlichen Problemen. Als er in den 90er-Jahren auf Konstatin Buteyko und seine Methode stieß, veränderte sich alles. Er lernte richtig zu atmen. Kann man das lernen? Atmen wir nicht alle schon richtig? Komm ich gleich drauf zurück. Über die Jahre wurde Patrick gesünder und gesünder. Das Asthma verschwand und er hörte auf zu schnarchen, zwar erst nachdem er etliche Jahre seinen Mund zugeklebt hatte, aber es hörte auf.

McKeown entwickelte die Buteyko-Methode über zehn Jahre weiter und es wurde die Oxygen-Advantage-Methode, von der ich jetzt im Internet lese. „The simple, scientifically proven breathing technique that will revolutionise your health and fitness." Das klingt interessant und ich schreibe Patrick eine E-Mail, dass ich schon in Polen war, um die Wim-Hof-Methode zu lernen, dass ich eine lange Vergangenheit im Leistungssport habe, als Musiker unterwegs war, einen neuen Weg eingeschlagen habe im Umgang mit meiner Depression und jetzt etwas Neues anfangen möchte.

Patrick schreibt zügig zurück und meint, die Oxygen-Advantage-Methode würde bestimmt gut zu mir passen. Ich bekomme alle Infos und Zoom-Links für die Training-Sessions. Da ich aus dem Stuhl mit meinem operierten Knie nicht aufstehen kann, darf ich den Großteil aller Sessions online machen. Die Coachings fangen mit viel Theorie über Atmung, Anatomie und Gesundheit an und mir eröffnet sich eine ganz neue Welt. Ich habe in Polen schon die Kraft der Atmung kennengelernt, wusste aber nicht genau, was alles dahintersteckt oder warum das überhaupt wichtig ist. Wir atmen ungefähr 20.000-mal am Tag, und wenn da etwas nicht ganz rund läuft, passiert das 20.000 Mal am Tag. Das ist der Wahnsinn. Stelle dir mal vor, du machst 20.000-mal am Tag eine Bewegung, die schlecht für deinen Rücken ist, was denkst du, was passieren würde? Ganz viele gesundheitliche Probleme, sowohl physisch als auch psychisch, fangen mit falschem Atmen an. Ich könnte jetzt ausschweifen und den Professor Atmung raushängen lassen, aber es ist bestimmt interessanter, euch weiter zu erzählen, was dieses ganze Oxygen-Advantage für mich bedeutet und was es verändert hat:

Breathholds oder den Atem anhalten. Als wir das erste Mal in einer Session verschiedene Protokolle durchlaufen, bittet uns Patrick, auszuatmen und die Nase zu zuhalten. Ich fühle schnell, dass mein System gestresst reagiert, ein wenig panisch sogar.

„Das, was du jetzt spürst, ist CO2 oder Kohlenstoffdioxid“, sagt Patrick. Das ist schön, denke ich, es fühlt sich vor allem sehr unangenehm an. Ich bekomme Panik und möchte heulen. „Dein Körper reagiert sehr stark auf CO2, viel stärker als auf Sauerstoff. Und weil wir durchaus gestresst leben, atmen wir zu viel CO2 aus, und unsere Toleranz wird geringer, wodurch wir schneller in Panik geraten.“

Aber warte mal, denke ich in einem Impuls, heißt das vielleicht, dass …

„Wenn deine Toleranz für CO_2 also wieder besser wird, wirst du nicht nur gesünder, sondern auch ruhiger, stressresistenter und weniger panisch“, antwortet Patrick, als könnte er meine Gedanken lesen.

Jedes Mal, wenn ich ausatme und danach nicht mehr einatme, spüre ich die Panik, die in meinem Körper aufkommt. Früher hätte ich nachgegeben und mich nicht mehr mit solchen Sachen beschäftigt. Angst gibt es nicht, ignorieren und weitermachen, das habe ich mein ganzes Leben lang so gelernt. Jetzt muss ich mich, unter dem Vorwand, eine neue Methode zu lernen, mit meinen Ängsten auseinandersetzen.

Später lese ich im Buch „Breath“ von James Nestor eine unglaublich interessante Geschichte über Angst und Atmung. Ich lese die Geschichte der Patientin S.M. und staune. Die 44-jährige Patientin hatte das Urbach-Wiethe-Syndrom, eine sehr seltene Erbkrankheit, bei der die Amygdala beidseitig geschädigt ist. Die Amygdala ist ein mandelförmiges Kerngebiet des Gehirns, das externe Reize verarbeitet, wie sehen, hören und riechen. Sie ist Teil des limbischen Systems, außerdem an der Furchtkonditionierung beteiligt und spielt allgemein eine wichtige Rolle bei der emotionalen Bewertung und Wiedererkennung von Situationen sowie der Analyse möglicher Gefahren. Kurz gesagt, die Amygdala macht Angst. ☺

Zwei ganze Jahrzehnte lang versuchten Forscher mit aller Kraft, bei der Patientin ein Gefühl der Angst hervorzurufen. Im Jahre 2006 traf Dr. Justin Feinstein die Patientin und gewann sie für ein Experiment. Patienten hatten berichtet, dass das Einatmen von Kohlendioxid, selbst in geringer Menge, das Gefühl des Erstickens hervorruft, was meist zu einer Panikattacke führt. Dr. Feinstein erklärte ihr, dass das Kohlendioxid ihrem Körper nicht schaden würde, ihr Gewebe und ihr Gehirn würden reichlich mit Sauerstoff versorgt. Sie würde niemals in Gefahr sein. Justin Feinstein beschreibt weiter, dass die Patientin, als sie dies hörte, so aussah, wie sie immer aussah: gelangweilt. Sie atmete einen kleinen Hauch des Kohlendioxids ein und begann bald darauf, ihre Arme zu heben und um Hilfe zu schreien, schnell zu atmen und wurde mit diesem einen Atemzug in eine Panikattacke getrieben. Das Kohlendioxid löste physisch einen Mechanismus im Gehirn oder im Körper aus, außerhalb der emotionalen Funktion des Gehirns. Das bedeutete nur eines: Die Forschung und die Lehrbücher lagen falsch, die Amygdala war nicht der einzige „Alarmschaltkreis der Angst" im Gehirn und im Körper. Es existiert ein weiterer Schaltkreis in unserem Körper, vielleicht tiefer, vielleicht empfindlicher, vielleicht bisher unentdeckt, der ein mächtiges, extremes Gefühl der Gefahr erzeugte. Die Angst und Furcht, die aus dem Gefühl des Erstickens kommt. Diese Angst, nicht mehr atmen zu können, löste eine Panikattacke bei jemandem aus, dem die Amygdala fehlte, von der man immer dachte, sie sei für die Erzeugung von Angst und Furcht allein verantwortlich.

Wir alle haben Angst, alle.

Ob wir uns damit auseinandersetzen, ist die Frage. Wir müssen es nicht mehr wirklich tun. Wir leben in Häusern, doppelt verglast, gut beheizt, wir haben volle Kühlschränke, keine wilden Tiere im Garten (wenigstens die meisten von uns), und wenn du eine fette Karre fährst, lassen dich die meisten in unserer Gesellschaft sogar in Ruhe, obwohl du dich wie ein Arschloch im Verkehr verhältst. Kurz gesagt, wirklich Angst müssen wir nicht mehr haben. Dabei ist es genau diese Angst, diese Panik, die mir unglaublich viel weiterhilft, mit meiner Depression umzugehen. Jahrelang, jahrzehntelang musste ich so tun, als hätte ich keine Angst. Auf der Matte, meinem Gegner gegenüber, auf der Bühne, vor der Kamera, unvorbereitet hinter dem Schlagzeug, im Alltag, weil Männer keine Angst haben. So ein Bullshit! Angst existiert, Angst soll man haben. Aber wofür, wann und wie?

Aus evolutionärer Sicht ist Angst sinnvoll. Wir konnten früher nicht einfach aus unserer Höhle laufen, ohne uns umzuschauen, ins Freie spazieren und damit rechnen, dass wir wieder unversehrt in unsere Höhle zurückkehren werden. Es gab viele Gefahren, und diese vorher genannte Amygdala verarbeitete Reize und Information, um uns sicher und heil durch den Alltag zu lotsen. Angst ist sinnvoll, wenn man einem Löwen oder einem Bären gegenübersteht. Der große Unterschied zur heutigen Zeit ist, dass damals die Amygdala nicht schon angesprungen ist, wenn wir darüber nachgedacht haben, aus unserer Höhle zu treten. Oder wenn wir darüber nachgedacht haben, was die Nachbarin in der anderen Höhle von unserem neuen Lederoutfit hält. Kennst du diese Angst, die du spürst, wenn du eine E-Mail abgeschickt hast an die falsche Person? Du hast gerade geschrieben, was dich so nervt an diesem Typ oder dieser Lady und irgendwie macht der Kopf nicht mit und du schickst dieser Person selbst die E-Mail. Es läuft dir kalt über den Rücken, du bekommst Gänsehaut, du schnappst kurz nach Luft: Das ist der „Fight-und-Flight-Mode“, der in dir anspringt. Diese Reaktion ist eine automatische physiologische Reaktion auf ein Ereignis, das als stressig oder beängstigend wahrgenommen wird. Die Wahrnehmung der Bedrohung aktiviert das sympathische Nervensystem und löst eine akute Stressreaktion aus, die den Körper auf Kampf oder Flucht vorbereitet. Diese Reaktionen sind evolutionäre Anpassungen, um die Überlebenschancen in bedrohlichen Situationen zu erhöhen. Nun, eine E-Mail ist nicht lebensbedrohlich, ein Stau auch nicht oder wenige Follower auf Instagram. Trotzdem reagieren wir heutzutage oft, als wären wir in einer absoluten Gefahr. Das wiederum hat meiner Meinung nach damit zu tun, dass wir keinen wirklichen körperlichen Stress mehr kennen, aber auch nicht wirklich entspannen können. Komm, sei ehrlich, wir alle kennen diesen Stress, auf die Toilette gegangen zu sein ohne Handy. Wir brauchen ständig Input, weil unser Dopamin-Haushalt darum bittet. Mach doch mal Folgendes: Ja, du bekommst jetzt auch noch eine Aufgabe hier im Buch. Atme entspannt durch die Nase ein und danach aus. Halte die Nase zu und atme nicht mehr ein. Warte, während du hier auf die Zeichen starrst oder schau ruhig aus dem Fenster. Das wird irgendwann schwer, versuche ruhig mal, ein wenig durchzuhalten. Dann wird es irgendwann schwer und vor allem merkst du, wie in deinem Körper leichte Panik entsteht. Wenn nicht, dann fange noch mal von vorne an und halte länger durch ;)

Diese leichte oder schwerere Panik ist die Panik, die deine Chemorezeptoren oder auch Chemosensoren verursachen, diejenigen Sensoren, die sich an der Basis des Hirnstamms befinden. Sie messen unter anderem das Verhältnis Sauerstoff und Kohlendioxid und schlagen Alarm, wenn die Balance nicht mehr stimmt. Warum erzählst du das alles, Maarten? Ich hatte in der Schule noch nie Bock auf Bio und Mathe und so weiter. Ich weiß, und es erfordert kurz eure Konzentration, aber wenn du dir das hier reinziehst, könnte es eventuell dein Leben ändern. Wenigstens war es bei mir so.

Zurück zu E-Mails, WhatsApp und Instagram oder grundsätzlich den stressigen Jobs, Straßen voller schreiender und leuchtender Werbung, viel Verkehr etc. Da wir heutzutage häufig gestresst sind, atmen wir entsprechend. Kurz, flach in die Brust und vor allem zu oft. Die allgemeine Wissenschaft sagt, dass die durchschnittliche Atemfrequenz eines gesunden Erwachsenen 12bis 18-mal pro Minute beträgt. Das, meine Freunde, finde ich absurd. 18-mal pro Minute ist hyperventilieren. Wenn man dann zusätzlich noch oft seufzt oder gähnt, dann atmet man ein halbes Kilo CO2 aus pro Stunde. Und das wiederum ist nicht nur schlecht für unsere Umwelt, sondern auch schlecht für dich. Der Grund dafür, dass viele Freitaucher die Luft so lange anhalten können, Aleix Segura ist dabei ganz vorne mit 24 Minuten und 3 Sekunden, ist, dass unsere Chemorezeptoren flexibel sind. Sie sind wie ein Muskel, den man trainieren kann. Kommst du jetzt langsam zum Punkt, Maarten? Yes, und zwar, wenn du weniger empfindlich und schnell auf Kohlendioxid reagierst, bist du nicht so schnell panisch. Um dahin zu kommen, musst du dich aber mit Angst und Panik auseinandersetzen, indem du oft und lange die Luft anhältst. Im Alltag merkst du dann irgendwann, dass du grundsätzlich viel weniger Angst und Panik hast und dich selbst viel besser kontrollieren kannst. Für mich war das erste Mal, einen Sprint ohne Luft zu machen, einer der ängstlichsten Momente in meinem Leben. Als ich anhielt und nach Luft schnappte musste ich heulen. Natürlich überlegte ich mir zunächst, nie wieder so was zu machen, bis ich erkannte, dass es zwei Dinge bewirkte, die Luft anzuhalten. Ich wurde gezwungen zu spüren, weil es so intensiv und überwältigend war, dass ich nichts anderes als spüren konnte, so wie in Polen im Eiswasser. Zweitens konnte ich mich direkt danach mit dem Fakt auseinandersetzen, dass ich noch lebte, nichts Schlimmes geschehen war, und ich sogar das „normale" Atmen als himmlisch empfand. Auch das hatte wiederum krasse Parallelen mit dem Eiswasser. Wenn du dich Stress aussetzt, spürst, akzeptierst und dann mit der Kontrolle spielen kannst, ist alles danach ein Kinderspiel.

In den nächsten Wochen übte ich das Atmen in all seinen Facetten: Atemmuskeltraining, C02-Toleranz-Training, Atemmeditationen, und ich merkte, wie unglaublich viel ruhiger ich von innen wurde, wie externe Situationen mich viel weniger stressen konnten, und wie viele Werkzeuge ich zur Verfügung hatte, mich unter Stress zu kontrollieren und anzupassen. Sogar das Thema Tod wurde mit Breathholds ein wenig zugänglicher, weniger angsterregend gemacht. „Mit jedem Einatmen stellen wir die Uhr des Todes ein wenig zurück“, besagt ein altes Sprichwort, oder vielleicht habe ich es mir ausgedacht. Aber dem Tod kommen wir beim Nicht-Mehr-Einatmen im Leben nicht näher. Und wie bei vielem ist es so, dass die größten Ängste weniger furchteinflößend sind, wenn man sich ihnen stellt. Der Löwe, vor dem ich so eine Angst hatte, ist mittlerweile eher ein Kater. Wenn ich heute Atemkurse oder Workshops gebe, spiele ich oft mit der Angst. Ich merke, dass unglaublich viele Menschen Atemprobleme haben, vielleicht sind sie nicht medizinisch auffällig, aber wie ich am Anfang schon erwähnte, auch ein kleiner Fehler wird bei 20.000-mal am Tag groß. Es ist vor allem erstaunlich, wie oft nur durch gezieltes Atmen Probleme verschwinden, die eigentlich nichts damit zu tun zu haben schienen.

Irgendwann im Sommer liege ich unter meiner Rotlicht-Lampe und mache holotropes Atmen. Das ist einfach sehr langes, sehr tiefes Atmen, wobei man so viel Kohlenstoffdioxid ausatmet, dass das Gehirn weniger Sauerstoff bekommt als es tendenziell braucht. Hier auch die Bemerkung, wenn du mal holotropes Atmen ausprobieren möchtest, mache es im Kurs mit jemandem, der ausgebildet ist, und nicht allein. Durch das intensive Atmen und den geringen Sauerstoff im Gehirn kommt man in einen Trance-Zustand oder bekommt sogar Visionen oder Trips. Ich liege auf dem Rücken und falle, ich falle tief. Ich falle dahin, wo ich schon mal war. Erst verstehe ich es nicht und dann erkenne ich, wo ich bin. Ich bin in dem Raum, in dem ich versucht habe, Suizid zu begehen. Der Raum ist aber ein wenig wie eine leere Kneipe am nächsten

Morgen, verlassen, kühl, grau. Ich fühle mich nicht panisch oder gar ängstlich. Ich laufe einfach ruhig durch den Raum, gehe durch eine Tür, hinter der eine riesige Maschine im Boden versenkt ist. Die Schläuche und Messgeräte sind alt, lose, staubig. Es ist der Maschinenraum, mein Maschinenraum. Ich bin mitten in mir gelandet und sehe mir meine Maschine an. Für ein paar Sekunden denke ich: Krass, das ist so richtig hippiemäßig, aber es ist alles so echt und fühlt sich an, als müsste ich hier irgendwann mal hin. Ich schaue mir die Maschine an, sie ist in keinem schlechten Zustand, aber es sind viele Kabel lose. Langsam verstehe ich es, es sind die Kabel, die sich gelöst haben an dem Abend, als ich komplett die Verbindung zu mir verlor. Es ist an mir, sie wieder einzustecken. Ich schaue mir die Kabel und Stecker an, sie sind beschriftet. „Gefühle" ist der erste Stecker, den ich wieder einstecke, „Sprache" der zweite. Dann laufe ich herum und sehe „Atmung" und „Natur". Ich stecke sie alle ein und merke, wie die Maschine anfängt zu laufen. „Wie crazy", höre ich mich selbst sagen und stecke noch „Bewegung" ein, danach verlasse ich den Raum und laufe aus der Tür hinaus. Dann stehe ich in einem Wald. Ich bin barfuß auf dem Moos, ich atme die Luft ein und sie schmeckt wie ein Glas Wein, ein richtig guter Wein. Ich spüre ein magnetisches Feld, ich bin verbunden mit mir, mit allen anderen, mit der Natur. Aus dem Baum irgendwo höre ich: „Alles gut?" Ich runzele die Stirn, ich kenne diese Stimme, das ist doch Sale. Ich schaue hoch in die Sonne und blinzele, das ist keine Sonne, bemerke ich. Es ist meine Rotlicht-Lampe und die Stimme kommt aus der Türöffnung. Ich öffne meine Augen und sehe Sales Kopf in der Tür. „Ja, Mann, denke schon“, sage ich. Er lächelt und geht in die Dusche.

Ich liege noch eine lange Zeit dort, irgendwie will ich alles aufschreiben, aussprechen, aufnehmen, aber ich weiß, dass ich gerade etwas gesehen habe, das ich noch nicht ganz verstanden habe. Dass es nur ein Blick in die Zukunft war, und dass ich mich weiter auf den Weg machen muss, um zu erforschen, was ich da meinte verstanden zu haben.

„Atme, junger Padawan. Du wirst wieder in Ordnung kommen. Ich weiß, dass es sich im Moment unerträglich anfühlt, aber atme weiter, immer und immer wieder. Das wird vorbeigehen. Ich verspreche, es geht vorbei.“

Draußen spielen

Als ich die Jungs zum ersten Mal treffe, spüre ich eine besondere Energie: Pipos Grinsen und den leicht rebellischen Blick in seinen Augen und daneben Ben, die absolute Ruhe inmitten eines Sturms.
Wir haben uns über einen gemeinsamen Freund kennengelernt, und jetzt sitzen wir im Park. Wir sprechen über Bewegung, Mobility, Atmung, Kälte, darüber, wie Menschen früher gelebt haben, was wir alles verloren haben in unserer modernen Gesellschaft und darüber, wie unglaublich gern wir Menschen helfen möchten, sich wieder selbst zu entdecken und zu heilen. Wir merken gar nicht, dass es dunkel wird im Park, so enthusiastisch reden wir.

Pipo, ein gutaussehender Bursche mit koreanischen Wurzeln, arbeitet in der Startup-Szene. Nebenbei ist er ein sehr großer Natural-Movement-Fan. Ben ist Diplom-Sportwissenschaftler und arbeitet sehr viel am Fuß, Natural-Running und Bewegung. Wir treffen uns im Stadtwald, tagsüber, und laufen barfuß über die Wiesen, heben Baumstämme hoch, schmeißen sie soweit wir können, balancieren auf Ästen, schreien so laut wir können und raufen uns auf dem Waldboden. Vor allem werden wir von den Jungs, die an dem Trimm-Dich-Pfad nebenan Klimmzüge machen, ziemlich komisch angeschaut. Das stört mich aber schon lange nicht mehr nach einem Winter lang in Shorts, T-Shirt und Adiletten. Durch anonyme Kommentare im Internet bin ich ziemlich abgehärtet.

Ich merke, wie unglaublich gut es mir tut, draußen mit den Jungs zu spielen.

„Wie früher, als man mit seinen Kumpels stundenlang draußen rumgesprungen ist", sagt Pipo.

Wir experimentieren mit Atemtechniken, Kraft-Prinzipien und den sozialen Aspekten eines Tribes. Und irgendwann entscheiden wir uns, dass wir das, was wir hier machen, teilen müssen. Eine offene Session im Wald, wo gespielt, gespürt und erforscht werden kann. Wir fangen mit „Freigehege" zu viert an, aber irgendwann entsteht ein Streit, der nicht mehr zu schlichten zu sein scheint, und wir entscheiden uns, zu dritt weiterzumachen. Freigehege ist ein Ort, den wir für Menschen schaffen, um sich wieder mit sich selbst, mit der Natur und mit anderen zu verbinden. Auf unserer Riesenspielfläche, mitten im Stadtwald, lassen wir Erwachsene für ein paar Stunden alles vergessen, was sie für ihr erwachsenes Leben gelernt haben, und bringen sie in einen Zustand des Flows, der Verbindung und des Vertrauens.

Für Außenstehende muss es komisch aussehen. Eine Truppe erwachsener Menschen, barfuß auf dem Rasen, entweder schreiend, mit Baumstämmen schmeißend, sich untereinander raufend, sich umarmend, hyperventilierend auf dem Boden liegend oder andere Sachen, die wir in unserer modernen Gesellschaft immer weniger sehen. Am Anfang sind es vier bis fünf Leute, die kommen. Ein paar Freunde, die das Ding unterstützen möchten. Irgendwann kommt der erste „Fremde" dazu, jemand, der von uns gehört hat und einfach mal vorbeischauen möchte. In diesem Fall ist es Florian Schmidt, der uns nachher über Facebook schreibt:

„Erst mal danke, hat mega, nein, nicht Spaß gemacht. Das auch, aber viel mehr. Inspirierend trifft es auch nicht. Ich versuche es mal konkret: Ich habe zum ersten Mal seit (10, 15, 20?) Jahren wieder einen Purzelbaum gemacht. Meine Füße schmerzen mit einem guten Schmerz, der mir sagt: Danke, dass du uns benutzt hast. Ich habe mit geschlossenen Augen Hand in Hand mit nackten Füßen im Gras getanzt. Ich habe im Flow gespielt wie ein Kind. Es war anstrengend, aber nicht bis zur Atemnot. Dennoch bin ich platt wie sonst was und war es am Montag danach immer noch. So müssen sich Kinder fühlen, wenn sie nach dem Spielen und Toben einfach irgendwo wegpennen. Ich bin Huckepack geritten und habe jemand anderen getragen. Ich habe zum ersten Mal mit meinen Händen zwischen meine Zehen gegriffen. Ich habe auf Kastanienschalen getreten, ohne es zunächst zu merken. Ich bin balanciert, mit anderen, fast still. Ich habe meinen Glauben darin bestärkt gesehen, dass es viele andere Menschen gibt, die gute Dinge (whatever that is) wollen und diese auch vorantreiben. Ich habe Trommel-Vibrationen gespürt. Ich glaube, vor der nächsten Session habe ich Respekt, Angst und freue mich. So, wie vor einer kalten Dusche. Kommen da Dinge, die ich nicht kann, die ich nicht will? Oder die ich eigentlich will, aber denke, ich will sie nicht, weil ich das so gelernt habe? Wo ist diese Grenze? Will ich diese ausloten? Warum überhaupt? Warum nicht?“

Seine Grenzen wird Florian immer weiter erforschen. Pipo, Ben und ich lernen, dass man einer Gruppe Menschen sehr viel zutrauen kann, wenn man einen sicheren Ort schafft mit einem Tribe (so nennen wir die Gruppe, Tribe als Stamm, wie früher), und jedem klar ist, dass er darin erkunden kann, was er möchte. Die ersten Sessions bestehen noch viel aus Atemübungen, Beweglichkeit und nur ein wenig Spielen. Aber jeden Sonntag werden auch wir, als „Tribe-Leader" ein wenig freier. Irgendwann baut der Tribe aus reiner Inspiration eine Art menschliche Hüpfburg und es springen andere von Schultern hinunter in die Masse. So wie auf einem krassen Rock-Konzert. Wir trommeln nebenbei und jeder springt einmal, ohne dass wir es überhaupt angeregt haben. Ich habe sogar am Anfang ein wenig Angst, ob wir uns jetzt nicht in Gefahr begeben, sehe aber, wie die Gruppe sich organisiert, abspricht, alles absichert und ganz harmonisch agiert.

Freigehege wächst zu einer Art „Alternative für unsere moderne Gesellschaft", wir haben Studenten, Anwälte, Ärzte, IT-Experten, Psychologen, wir haben vor allem aber Menschen, die wieder Mensch sein möchten.

Ich merke vor jeder Session, dass ich weniger Angst spüre, die Truppe anzuleiten, ich erzähle Geschichten, entweder aus meiner eigenen Erfahrung oder Sachen, die ich gehört habe und die mich berührt haben.

Mein Wissen über Atmung, über Kälte, über Bewegung wird immer weniger wichtig, ich erzähle einfach, weil ich merke, dass Veränderung ein Narrativ braucht.

Ich erzähle die Geschichte von den zwei Mönchen und der Frau am Fluss:

„Ein junger und ein alter Mönch machen eine Pilgerreise. Sie kommen an einen Fluss mit einer starken Strömung. Dort steht eine junge hübsche Frau, die sich offenbar davor fürchtet, den Fluss zu durchqueren. Ohne zu zögern, geht der alte Mönch zu der Frau, hebt sie auf seine Schultern und trägt sie zum anderen Ufer. Sie bedankt sich und geht ihres Weges. Daraufhin setzen die beiden Mönche ihre Pilgerreise fort. Stunden später fängt der junge Mönch an, den anderen zu kritisieren und sagt wütend: ‚Du weißt doch, dass es uns als Mönchen nicht erlaubt ist, Frauen anzufassen! Wie konntest du nur gegen diese Regel verstoßen?' Der alte Mönch, der die Frau durch den Fluss getragen hatte, hört sich die Vorwürfe des anderen ruhig an. Dann antwortet er: ‚Ich habe die Frau vor Stunden am Ufer des Flusses gelassen – warum trägst du sie immer noch mit dir herum?'"

Mithilfe von Atmung lassen wir danach los, wir gähnen, wir seufzen, wir atmen aus und entspannen uns. Manch einem kommen die Tränen, ich denke, weil sie so selten loslassen dürfen in ihrem Alltag.

Das Freigehege wächst und gedeiht und wir entscheiden uns, ein Retreat zu organisieren. Erstmal zum Selbstkostenpreis, damit wir das Konzept ausprobieren können.

Im Januar 2020 fahren wir für ein langes Wochenende mit einer Gruppe von 12 Menschen nach Holland. Die meisten kennen wir vom Freigehege oder aus Freundschaften. Der Weg dorthin fühlt sich schon magisch an, wir haben einen kleinen Bus gemietet und es fühlt sich an wie in Polen, ein wenig wie eine Klassenfahrt.

„Grunehud!", schreit Pipo jede fünf Kilometer, das soll „Groenewoud" heißen, die Pension, die wir gemietet haben. Das wunderbare Holzhaus steht in Swalmen, einem kleinen Dorf mitten in der Natur, in der Nähe von Roermond. Als wir ein paar Stunden vor der Gruppe ankommen, freuen wir uns sehr, weil der Ort noch schöner ist, als wir uns vorgestellt haben. Das Holzhaus ist sehr sparsam und natürlich eingerichtet. Es gibt ein großes Nebengebäude mit Holzofen, wo wir unsere Atem- und Meditationssessions machen können. Und direkt hinter dem Haus liegt eine riesige Grünfläche mit Bäumen, Feuerkreis und einem Fluss. Der Fluss sah auf den Bildern unbedeutend aus, ist aber in Wirklichkeit breit und tief genug, um mit der ganzen Truppe hineinzuspringen. Das freut uns sehr, da wir die Gruppe unbedingt mit der Kälte in Kontakt bringen möchten.

Wir haben vorher auf dem Markt eingekauft und schleppen etliche Boxen mit frischem Gemüse, Obst, Brot, Käse, Wurst und mehr ins Haus, als die ersten Teilnehmer schon ankommen. Die Atmosphäre ist einfach magisch, jeder bringt seine Energie mit, ist aber auch sensibel genug für die der anderen.

Die Tage beginnen morgens im Nebengebäude, indem wir die Gruppe atmen lassen, lange und tief atmen. Ich sehe, wie viele noch in ihrem „Alltagsfell" stecken und Mühe haben, die Ruhe zu akzeptieren. Irgendwann verbindet sich aber die Energie im Raum und alle werden ruhiger und ruhiger. Nach der Atem-Routine gehen wir barfuß raus und sofort ist wieder Energie da, diesmal aber kontrolliert und stark. Ben macht mit der Gruppe das gleiche wie ich beim Atmen, sich spüren, verbinden, komprimieren und ausdehnen.

Danach gibt es Frühstück und alle genießen ihren Kaffee, Eier, Brot oder Gemüse und Obst. Das Mittagsprogramm ist das wirkliche Freigehege, sich verbinden mit sich selbst, mit der Natur und den anderen Menschen. Wir gehen raus aus dem Haus und laufen, meist barfuß, durch die Natur. Wir spielen auf dem riesigen Feld hinter dem Haus, ziehen, drücken, raufen und schmeißen uns gegenseitig in den Schlamm. Jeder Mensch, der gerade hier ist, vergisst bei den tiefen Beats der Trommel, die ich spiele, ganz kurz, was sie alles in unserer kaputten Gesellschaft gelernt haben. Wir laufen mit verbundenen Augen, vom Partner geführt, durch den Wald und spüren. Irgendwann klettern wir alle über einen rutschigen Baumstamm, der ein paar Meter über den Fluss hängt. Manche Leute heulen, nachdem sie es auf die andere Seite geschafft haben. Wir entscheiden uns, daraus ein kleines Ritual zu machen und zu tun, als hätten wir ein altes Stück von uns, das wir nicht mehr brauchen im Leben, auf der anderen Seite des Flusses zurückgelassen.

Am Abend machen wir Feuer, und da entsteht, meiner Meinung nach, die wirkliche Magie. Nach einem ganzen Tag in der Natur wird die Gruppe ein Teil der Natur und verhält sich komplett in der Balance. Jeder hat seine Rolle gefunden, automatisch, fließend, natürlich. Der Eine ist der Storyteller und unterhält die Truppe am Feuer, andere sorgen sich ums Essen, jemand hat Wein mitgebracht, das Feuer wird vom Feuermann organisiert und am Brennen gehalten. Irgendwann kommt, selbstverständlich, die

Gitarre und obwohl ich es früher als Musikprofi verhöhnt habe, singen wir so laut wir können alle Lagerfeuer-Songs, die wir kennen. Ein reines Klischee. Mehrstimmig, gekonnt oder weniger. ☺

Ich liebe die Natur und was sie mit den Menschen macht. Gehe einfach mal raus, mehrere Tage in die Natur und sie wird dir zeigen, was du gehen lassen kannst, was du lernen kannst oder musst und wie du wieder zu dir zurückfindest.

Wir organisieren mit Freigehege noch einen Retreat, kurz vor dem zweiten Corona-Lockdown, und geben mehrere Workshops.

Wir finden unseren Slogan: „Freigehege ist eine Community, die dazu inspiriert, sich selbst, die Natur und andere zu erforschen und sich wieder mit ihnen zu verbinden." Obwohl das auf Englisch bedeutend besser klingt.

Dass draußen zu spielen so ein wichtiger Teil meiner Heilung (und die der anderen) wäre, hätte ich nicht gedacht. Über das Spiel draußen werde ich auch immer besser im Spiel drinnen. Meditation bedeutet letzten Endes nach innen zu schauen. Das kannst du auf tausende verschiedene Arten und Weisen machen. Nur sitzen und still sein ist nicht verpflichtend. Jeden Morgen nach dem Aufstehen gehe ich als Erstes mit meiner Tochter in den Garten. Das ist, wie ich es nur in Deutschland kenne, ein Gemeinschaftsgarten vorm Haus und ausdrücklich „keine Nutzfläche". Das heißt so viel wie, man darf darauf schauen, aber mehr nicht. Kommt bloß nicht auf die Idee, euch mit dem Garten zu beschäftigen, und schon gar nicht, euch darin aufzuhalten. Das könnte nämlich dazu führen, dass es Menschen besser geht und diese vielleicht sogar diese schrecklichen Emotionen Spaß oder Freude spüren. Die Beuse GbR mag das alles nicht. Nun, ich war schlau und habe den „Gartendienst“ für das ältere Ehepaar übernommen, die dürfen mit höchster Ausnahmegenehmigung den Rasen betreten, um das Vogelfutter, das Wasser und die Pflanzen zu versorgen. Da der alte Herr aber nicht mehr so gut auf den Beinen ist, teilen wir uns das jetzt auf. Ich darf also auf den Rasen und sorge gerne dafür, dass ich das so früh mache, dass ich erstens die Sonne aufgehen sehen kann und zweitens sich keiner von den Nachbarn beschwert. Wir gehen beide barfuß auf den Rasen, was meiner Tochter tierisch Spaß macht und vor allem im Winter ein echter Reiz ist. Da fängt meine Meditation an. Ich laufe ein paar Schritte, spüre die Sensationen, wie in Polen, und akzeptiere alles, was gerade passiert. Dann atme ich tief ein und aus und versuche, bei jedem Atemzug tiefer zu atmen, mehr Luft rein und mehr Kohlendioxid raus, am Morgen darf man das! Meine Tochter interessiert das halbwegs wenig und meistens steht sie neben mir und schaut mich an, manchmal atmet sie mit, laut und ein wenig ernst schauend. Sie kann wahnsinnig gut atmen, weil sie nicht ihr halbes Leben auf Stühlen verbracht hat. Nachdem ich immer tiefer atme und mehr Sensationen wahrnehme, werde ich still, ganz still. Ich setze mich auf den Rasen, nehme meine Tochter auf den Schoss und atme aus. Danach atme ich nicht mehr ein, ein Breathhold, richtig erkannt. Während ich runterfahre, verbinde ich mich mit mir, mit meiner Umgebung, mit meiner Tochter und mit meinen Gefühlen. Wenn ich irgendwann atmen muss, atme ich, als wäre es das teuerste Glas Wein auf Erde, ich atme ein, als hätte ich noch nie geatmet, und genieße es wie ein Glas Wasser nach drei Tagen in der Wüste. Meistens stehe ich danach auf und bewege mich. Was ich am liebsten mache, ist mich groß zu machen, ausstrecken und leise, wegen den Nachbarn, aber laut von innen „ICH BIN DANKBAR!!!“ zu schreien. Irgendwann, wenn ich mein eigenes Haus und Grundstück habe, werde ich das jeden Morgen laut schreien, so laut wie ich kann, mit all meinen Kindern. Meine innere Welt ist die Meditation und ich habe Werkzeuge, um die innere Welt zu erreichen.

Nachdem wir im Garten waren, gehe ich wieder hoch, dusche, mache Frühstück, Kaffee und versuche währenddessen bewusst darauf zu achten, was ich spüre, denke und was passiert. Meine Frau kommt gähnend aus dem Schlafzimmer, und ich beneide sie, weil sie die innere Ruhe erfunden zu haben scheint. Ich kenne viele Menschen, die Meditation schwer finden, und deswegen widme ich das Ende dieses Teils der „inneren Arbeit“. Ich meditiere selten im Schneidersitz und in Stille, und ich glaube, dass es euch helfen könnte, selbst herauszufinden, dass Meditieren viel mehr ist als sitzen und schweigen. Meditation klang für mich genauso grotesk wie Didgeridoo spielen, barfuß mit einer Djembe im Wald stehen, Handpan spielen oder eine dieser Sachen, die ich jetzt fast täglich mache.

Hier die gute Nachricht für alle, die jetzt immer noch denken: Ich kann nicht meditieren. Oder: Das ist nichts für mich. Wir machen es mal zusammen. Setz dich doch mal kurz hin und lass die Augen auf, sonst kannst du ja nicht weiterlesen. Versuche mal, irgendwas zu finden, das dich unglaublich stört, entweder ein Geräusch, dich selbst oder die Farbe an deiner Wand. Mach das Stören mal ein wenig intensiver, indem du dich da richtig hineinversetzt. Sätze wie: „Poah, ist das eine scheiß Farbe, die wir da gewählt haben." Oder: „Wenn du atmest, fiept das, das fuckt einfach ab." Währenddessen spürst du das so richtig. Atme ein paarmal aggressiv ein und aus, du darfst grunzen, wenn du magst. Glückwunsch, das war deine erste Meditation. ☺

Meditieren ist nicht, in Lotushaltung die Welt ausblenden, Stunden lang stillsitzen oder Schweiß und Tränen fließen lassen, um die äußere Welt auszublenden. Es ist viel mehr, die beiden Welten miteinander zu verbinden, indem du dich und alles um dich herum akzeptierst und einfach mal wahrnimmst.

Sogar deine Depression oder deine Ängste.

Heldenreise Teil 1

Mein Name ist Maarten Hemmen. Und ich glaube daran, dass kein Mensch unnötig leiden muss. Ich glaube aber, dass viele es in der modernen Welt tun. Das hat mit vielen Faktoren zu tun, und ich kann nicht alle übersehen, verändern oder verbessern. Was ich kann, ist euch meine Geschichte mitzugeben, angefangen in meiner Jugend. Eine Jugend, in der ich eigentlich schon alle Werkzeuge hatte, die ich brauchte, sie aber nicht benutzen konnte oder durfte. Ich glaube, wenn wir nur eine Veränderung im Schulsystem bewirken könnten, dann wäre es, Kindern wieder zuzuhören. Eigentlich sind wir aus der Natur herausgegangen, um zu überleben, aber Kinder stehen noch viel näher an der Natur. Wenn ein Kind dir versucht etwas zu erzählen, ist es meistens ein Versuch zu erklären, was in dem kleinen Körper abgeht. Wir bringen die Kinder in unserem System zum Verstummen, hören nicht zu und lehren sie außerdem, dass die Gefühle, die sie spüren, nicht stimmen. „Das ist nicht so schlimm", ist ein Satz, den ich oft höre und vor dem ich schaudere. Für ein Kind zu bestimmen, was schlimm ist und was nicht, ist wie für einen Erwachsenen, der im Rollstuhl sitzt, zu sagen, dass er mal aufstehen soll. Ich habe als Kind versucht zu erklären, was los war, ich wollte Kontakt mit anderen Kindern, weil ich dafür gemacht bin, im Tribe alles zu teilen. Ich wollte mich bewegen, weil ich damals schon wusste, dass ich die Sachen, die ich in meinem Körper spürte, über Bewegung kommunizieren konnte. Ich wollte helfen, eine

Balance für andere Kinder zu schaffen, bei denen ich spüren konnte, dass sie aus der Balance waren. Als Werkzeuge hatte ich Sport, ich liebe Sport immer noch, ich liebe sogar die Hochleistung. Das hat dazu geführt, dass ich als Coach mittlerweile mit all meinen Sportlern darüber spreche.

„Was ist dein Grund, hier zu sein?"

„Was spürst du gerade?"

„Können wir das weiter erforschen?"

Ich bringe MMA-Kämpfer bei Atemübungen, beim Eisbaden oder bei einfachen Gesprächen zum Heulen. Alles, was sie vor dem Ring loslassen können, ist ein Vorteil im Kampf. Die Musik, die ich eine Weile aufgegeben hatte, bekommt langsam wieder eine Rolle in meinem Leben, aber auch nur, weil ich sie wieder wie Kunst behandele. Alles darf sein und hat seinen Platz. Musik hat Farben, Musik kann schreien, ich schreibe keine Hits mehr, ich mache Gefühle. Ich liebe es mittlerweile, mit meiner Handpan inmitten einer Gruppe zu sitzen und einfach zu explorieren. Eine musikalische Reise, die irgendwo hinführt, ich weiß selten selbst wohin. Ich habe verschiedenste Flöten und Percussion-Instrumente, die ich noch nicht beherrsche, aber immer wieder übe. Meine Frau wird davon ein wenig verrückt, die Kleine findet es super. Ich tanze zu Hause, im Wald, da, wo ich das Bedürfnis verspüre zu tanzen. Auch das Tanzen ist Kunst, das darf genau so sein, wie es aus dir herauskommt. Ich bin dabei nicht leise, sondern stöhne, jaule, heule oder lache. Ich laufe draußen barfuß, wenn mir danach ist, wenn ich erforschen möchte, wie kalt es ist und was das mit mir macht, oder im Sommer, wenn ich mich erden und den Rasen spüren möchte. Zu Hause steht mittlerweile ein kleiner Eimer vor der Tür, weil der Boden im Hausflur leider weiß ist und meine Füße fast immer dreckig sind. Ich spiele in der Natur, ich klettere auf Bäume, springe in eiskaltes Wasser, werfe Bälle oder Baumstämme oder denke mir irgendwas aus, dass mich in den Flow bringt.

Ich habe aufgehört, alles zu „verkomplizieren". Ich glaube daran, dass wir in unserer Essenz sehr simple Wesen sind. Wir brauchen uns nicht stundenlang Gedanken zu machen über Themen, die uns im Grunde nicht weiterhelfen. Die Welt ist unglaublich kompliziert geworden, schau dir gerne mal im Internet an, was du findest, wenn du eintippst: „Wie schreibe ich ein Buch?" Es gibt kaum jemanden, der antwortet: „Setz dich hin, nimm dir was zu schreiben und los." Du brauchst nicht mehr als eine gute Geschichte, eine persönliche oder fantastische oder traurige Geschichte, und ein wenig Geduld. Im Speaker-Kontext habe ich bemerkt, wie kompliziert die Welt geworden ist. Es gibt tausende von Coachings für Speaker, von Körpersprache bis Rhetorik, von Subliminal Messaging bis hin zum Finden der richtigen Tonlage in der Stimme. Als ich auf die Bühne gegangen bin, lief ich in Adiletten, kurzer Hose und einem weißen Shirt mit einem Fleck drauf in das Spotlight, und das war keine Werbemaßnahme oder ein Stunt. Ich musste mich nicht umziehen, meine Stimme nicht verändern, nicht nachdenken über Rhetorik. Alles, was ich musste, war, meine Geschichte zu erzählen, genauso, wie ich das auch schon immer als Kind wollte. Einfach beschreiben, wie ich mich fühlte, wie ich die Gefühle verstecken musste und sie wiederfand.

Wir sind simple Wesen, finde deine Essenz, bleibe ehrlich zu dir und spreche, bitte Deutschland, spreche.

Um noch mehr zu spüren, zu erfahren und berichten zu können, mache ich mich im November 2020 auf eine Heldenreise. Ich möchte schauen, ob ich 100 Kilometer laufen kann. Das habe ich noch nie gemacht, und obwohl die nächste Reise, die ich gleich beschreibe, sich auch direkt wieder ums Laufen dreht, mag ich das Laufen eigentlich überhaupt nicht. In den Tagen der Vorbereitungen spreche ich mit vielen Menschen, und fast alle sagen das Gleiche: „Das ist unmöglich." Oder: „Dafür muss man Jahre trainieren."

Und genau deswegen möchte ich es machen. Diese verdammten Grenzen, die wir uns immer setzen und schon vorher meinen beurteilen zu können, wie das Ergebnis sein wird. Wenn ich nicht daran geglaubt hätte, würde ich immer noch mitten in meiner Depression stecken. Ich möchte mich nicht mehr zurückhalten lassen von solchen Glaubenssätzen und stehe zwei Tage, bevor ich loslaufen möchte, im Decathlon, um mir ein paar Sachen zur Unterstützung zu holen. Nichts Professionelles oder Teures, einfach ein paar Kompressionsstrümpfe, eine warme Hose und den billigsten Läuferrucksack für 11,99 €. Ich kaufe mir noch ein paar Energie-Gels und Bars und esse schon einen auf dem Weg nach Hause, gut schmecken die nicht. Ich treffe Dorothea, eine Ultraläuferin, die wir beim „Breathing and Mobility" kennengelernt haben, ein Kurs, den Ben und ich geben, und sie ist eine der wenigen, die sagt:

„Mache es, guck mal, wie weit du kommst."

Sie wird mich am Morgen das erste Stück begleiten und schauen, wie weit sie selbst kommt. Sie hat in diesem Jahr Brustkrebs besiegt und regeneriert sich immer noch von dieser schweren Zeit. Trotzdem ist sie während ihrer Chemo-Therapie noch 40 Kilometer gegangen, Dorothea hat es in sich.

Wir treffen uns am 27. November schon um 4:00 Uhr morgens, da ich eine lange Strecke vor mir habe, und am Ende nicht so lange in der Dunkelheit laufen möchte. Mit dem Taxi hole ich sie ab und wir fahren zur Deutz-Mülheimer Straße, wo wir loslaufen. Es ist noch dunkel, ziemlich kalt und mich überkommt ganz kurz dieser bekannte Gedanke: Warum mache ich das noch mal?

Wir laufen bei schneidenden 2 Grad Celsius los, aber Dorothea ist das völlig egal.

„Lass uns gehen, wir haben noch ein wenig vor uns", sagt sie, und bevor ich an mir selbst oder an der Entfernung zweifeln kann, sind wir schon los.

Erst über die Brücke, und da merke ich schon, dass meine Hüfte irgendwie steif ist. Ich habe meine alten Nikes an, die haben ein wenig mehr Dämpfung als meine Barfußschuhe.

„Mein Kopf versucht, mir Streiche zu spielen", gebe ich bei Kilometer 15 zu. Ich zweifele in diesem Moment schon an der Entfernung und an der Tauglichkeit meines Körpers, und Dorothea antwortet leichthin:

„Ja, das passiert auf langen Reisen, rede einfach mit mir."

Also plaudere ich ein wenig und vergesse die meisten meiner Zweifel für einige Kilometer. Ein anderer fröhlich gestimmter Held gesellt sich zu uns, nachdem er einige Kilometer umhergeirrt war und uns nicht gefunden hat. Ben bringt Kaffee und einige Witze und hilft mir, die folgenden etwa 10 Kilometer durchzuhalten. Der Kaffee lädt meine Batterien, ich fühle mich ziemlich gut und vergesse diese steife Hüfte für eine Weile.

Bei Kilometer 25 muss Dorothea meine Hand loslassen ☺ und nach einem wohlverdienten Kaffee nach Hause zurückkehren. Sie läuft den gleichen Weg zurück und markiert kolossale 54,4 Kilometer (ein Jahr nachdem sie mitten in einer verrückten Chemotherapie steckte).

Ben hilft mir, bis zu diesem Punkt durchzukommen, an dem wir Thies treffen, und verlässt uns, um in den Königsforst zu gehen. Mit Thies über Bewegung, gesunde Gewohnheiten, Lernen und Menschen im Allgemeinen zu sprechen, hat meine mentale Energie wieder aufgefrischt, und als Thies sich am Eingang zum Königsforst verabschiedet, fühle ich mich durchaus in der Lage, noch einige Kilometer weiterzugehen.

Ich rufe meine Frau bei etwa Kilometer 40 an, und das Videogespräch mit ihr und meiner Tochter stimmt mich optimistisch. Meine Mutter ruft an, um mir zu sagen, dass ich mein Limit nicht überschreiten sollte, und ich verspreche es, als ich die Marathondistanz von 42 Kilometer erreiche. Die Kilometer für mich allein sind anders. Ich habe eine Playlist mit mehreren Podcasts erstellt, um mich auf Trab zu halten und mich daran zu erinnern, dass man so viel mehr tun kann, als man denkt. Ich höre es buchstäblich in meinen Ohren schreien:

„GO, M*THERF*CKER, GOO!“ :D

Also laufe ich weiter, eine Strecke bergauf und in die schöne Region Bergisch Gladbach. Etwas später, gegen Mittag, gesellt sich Christoph Malsburg zu mir, um mir mein Mittagessen und eine Erfrischung zu bringen. Er hat fantastisches Gebäck und Gemüsefleischbällchen mitgebracht, was ich komplett aufesse, und kurz darauf merke ich, dass das nicht die klügste Idee war. Mein Magen wird durch meine Gier unruhig und stört mich auf den nächsten Kilometern. Aber dass Christoph sein schweres Fahrrad mit mir durch den Wald tragen muss, relativiert meine eigenen Sorgen ein wenig. ☺

Als ich bei Kilometer 60 angekommen und wieder auf mich allein gestellt bin, beginnt der wirkliche Kampf.

Ich stoße mit dem Fuß auf einen Ast und es fühlt sich nicht gut an, mein Kopf pocht bis zum Anschlag und meine Hüften fühlen sich auch nicht viel besser an. Das ist der mentale Teil davon, sage ich mir, mach weiter, du schaffst das. Ein Anruf von MMA-Fighter Paul Klein bringt mich ein wenig auf andere Gedanken. Thomas kommt mit seinem Fahrrad vorbei und sagt ganz offen, ich sei ein „verrückter Typ“, als ob ich das nicht selbst schon wüsste.

Es wird schnell dunkel, und Laura, die ich auf dem Weg irgendwo treffen sollte, verirrt sich ohne Akku und Telefon im Wald, und so laufe ich auf der Strecke ein paar Mal hin und her, um zu sehen, ob ich sie und die Erdnussbutter-Blondies, die sie mir versprochen hat, finden kann. Ich finde oder erreiche sie leider nicht und beschließe, dass ich weitergehen und ein wenig egoistisch sein muss, um mein Ziel zu erreichen. Das Ziel habe ich zu diesem Zeitpunkt bereits auf 80 Kilometer reduziert, da ich wirklich anfange, mich verletzt zu fühlen, und es sich anfühlt, als hätte ich mich irgendwie vollgepinkelt, während ich mich durch den Schmerz biss (kein schöner Gedanke, aber ich will ehrlich sein), und zu diesem Zeitpunkt bin ich bereits etwa 13 Stunden ununterbrochen gelaufen und gejoggt. Ich verlege meinen Weg zu Fuß in Richtung Heimat, wobei ich insgesamt irgendwas zwischen 80 und 90 Kilometer zurücklege.

Als ich auf den letzten Metern in der Dunkelheit aus dem Wald herauskomme, stolpere ich mit dem gleichen Fuß noch einmal über einen Stein oder Baumstamm (ich konnte den Unterschied nicht wirklich sehen), und etwas in mir bricht. Ich versuche, David Goggins zuzuhören, der sagt, dass da drinnen etwas ist, das man immer anzapfen und dann weitergehen kann. Ich versuche an all die Leute zu denken, die mir die Daumen gedrückt haben, und sage mir, dass ich diese Sache auf jeden Fall zu Ende bringen werde. Ich versuche zu denken, was wäre, wenn ich ein bisschen weitergehe und dann ein bisschen und dann ein bisschen ... Und dann kommt mir der Gedanke: Wozu machst du das? Um der Beste zu sein? Um das zu tun, was du die meiste Zeit deines Lebens getan hast?

Heldenreise Teil 2

Es ist 2021, ich bin zu meiner zweiten Heldenreise aufgebrochen. Sie heißt „12 Mal raus“ und ich mache sie nicht allein. Ich habe das Projekt gestartet, um anderen Menschen zu helfen, aus ihrer Komfortzone rauszukommen und sich zu trauen, was anzufangen, wovon sie bisher nur geträumt haben. Das Ziel ist bei jeder Aufgabe, es einfach zu machen, zu erfahren, zu spüren, nicht es zu schaffen, nicht zu „performen“.

Ich fange im Januar erst mal mit Ben an. Es ist nicht unbedingt sein Wunsch oder etwas, das er sich bisher nicht getraut hat. Es ist aber etwas, worüber wir schon sehr oft gesprochen haben und es uns bisher nicht getraut haben: wieder laufen. Und nicht ein bisschen, wir wollen den ganzen Januar das Datum in Kilometern laufen.

Also ein Kilometer am 1., zwei am 2. und so weiter bis zum 31. Januar, insgesamt 496 Kilometer. Das ist verrückt, das ist Irrsinn, das ist: „12 X raus.“ Das Ziel ist es nicht, es zu schaffen, unbedingt. Das Ziel ist es, es zu machen. Wir wollen schauen, ob es möglich ist, ob unsere Ängste zu Recht da sind, ob es weh tun wird, was es mit unserer Psyche machen wird. Wir sind beide keine Läufer. Ben ist zwar Lauf- und Barfußcoach, aber ist selbst noch nie weiter als 15 Kilometer gelaufen, und das in seiner Tennis-Leistungszeit. Bei mir ist es das gleiche, laufen war immer Nebensache in meiner Sportkarriere, und ich habe es nie gemocht. Dazu kommt jetzt noch, dass ich Probleme mit beiden Knien habe, mehrere OPs an den Bändern, Schmerzen beim Laufen habe und mich nicht immer sicher auf den Beinen fühle.

Warum dann laufen? Höre ich dich denken. Aus dem simplen Grund, dass ich daran glaube, dass der Körper lernen, heilen und ich über das Laufen Vieles entdecken kann. Ob ich so instabil auf den Beinen bin, was ich machen kann, um die Knie besser vorzubereiten, ob die Probleme vielleicht gar nicht in den Knien liegen.

Ich habe ein Tagebuch zu dieser
Challenge geführt.

1. Januar 2021
Ich bin müde, aber Gott sei Dank müssen wir heute nur einen Kilometer laufen. Ich mache eine Wechseldusche und labere in die Kamera meines Handys. Dann gehe ich raus und um 10:30 Uhr treffe ich Ben. Er kommt mit seiner Freundin und auch Andreas von Freigehege ist dabei. Wir laufen einmal um den Weiher, das sind 800 Meter. Also müssen wir noch 200 Meter machen, um es abzuschließen. Eigentlich ist alles Drumherum anstrengender als der eine Kilometer. Am Nachmittag poste ich das Projekt „Rennuar" und versuche, Menschen zu inspirieren, mit uns zu laufen oder irgendwas anderes immer mehr oder länger zu machen. Fünf Sekunden länger kalt duschen jeden Tag oder eine Minute mehr meditieren. Es strömen viele enthusiastische Reaktionen ein, mal schauen, wer in ein paar Wochen noch dabei ist. ☺
Gleichzeitig mit dem Lauf fange ich an, dieses Buch #hackingmydepression zu schreiben. Ich habe mir heimlich eine extra Herausforderung gestellt und möchte in einem Monat nicht nur 496 Kilometer laufen, sondern auch noch ein Buch schreiben. Als wäre die eine Challenge nicht schon genug. Ich möchte es in erster Linie genauso handhaben wie den Lauf. Ich schreibe jeden Tag eine Seite mehr, obwohl ich mir jetzt schon denken kann, dass das irgendwann schwer wird, weil immer weniger Zeit zum Schreiben sein wird, wenn ich immer weiterlaufen will. Ich öffne meinen Laptop und schaue in Evernote,

mein Programm, in dem ich alle meine Gedanken und Notizen sammele. Ich erstelle einen neuen Ordner mit dem Namen #hackingmydepression. Jetzt ist es offiziell, ich schreibe ein Buch. Nach ein paar Minuten merke ich, dass das gar nicht so leicht ist, einfach so losschreiben. Ich entscheide mich, mir erstmal einzelne Kapitel und Themen zu überlegen, die ich wichtig finde. Ich schreibe Wörter auf wie „Adiletten", „Polen", „Reise", „Abrissbirne" und „Deutschland, wir müssen reden". Ich bekomme ein Gefühl für das, was ich schreiben möchte, und fange an mit dem ersten Kapitel: Mein Name ist Maarten Hemmen. Es ist 14:15 Uhr, draußen strahlt der blaue Himmel, es ist kalt, aber klar und ich möchte gerne raus, aber ich muss in einem Monat ein ganzes Buch schreiben. Genau wie beim Lauf erlaube ich mir die Freiheit, es nicht zu schaffen, aber am ersten Tag möchte ich schon noch was aufs Papier bringen. Ich nehme mir vor, die Pomodoro-Methode auf das Schreiben anzuwenden. 25 Minuten geballte Konzentration und dann eine Pause, in der ich mich bewege, jongliere, Kontakt mit der Außenwelt aufnehme etc. Ich schmeiße den Plan, nur eine Seite zu schreiben, heute schon über Bord. Ich schreibe so viel wie ich am Tag möchte, damit ich mir am Ende ein wenig mehr Luft schaffen kann. Erst um 18:15 Uhr höre ich auf zu schreiben und koche mir und der Familie etwas Gesundes zu essen. Ich brauche schließlich etwas Gutes im Magen für meine zwei Kilometer, die ich morgen laufe! ☺

2. Januar 2021

Heute laufen wir um 8:00 Uhr, damit wir noch was vom Tag haben. Ich stehe spät auf, aber muss mich auf zwei Kilometer nicht wirklich vorbereiten. Ich ziehe die Kompressionsstrümpfe, Shorts, T-Shirt und eine Fleece-Jacke an und gehe raus. Verena läuft heute auch mit. Wir laufen wieder um den Aachener Weiher, also müssen wir grob 2,5 Runden machen. Ben kommt im T-Shirt und Tilman von Zwoo Coffee Roasters ist auch dabei. Er teilt uns mit, dass wir, solange wir laufen, immer einen „Runners Coffee" aufs Haus bekommen. Schade, dass er in Ehrenfeld seinen Laden hat, sonst wäre ich jetzt schon dahin gerannt. Ich liebe Tilman's Kaffee, beste der Welt. Zwei Kilometer zu laufen, ist eigentlich genau so schlimm wie ein Kilometer. Die Klamotten anziehen, zum Start laufen und danach wieder zurück sind ein größerer Aufwand als der Lauf selbst. Aber weiter mit dem Buch, ich schreibe gerade die Einleitung, die Geschichte meiner ersten 18 Lebensjahre. Dafür habe ich alte Fotos rausgekramt. Ich konnte zwar nicht mehr viele finden, aber genug, um einige Erinnerungen wieder aufblühen zu lassen. Manche Sachen sind interessant, andere nicht. Ich lasse einiges links liegen, ich möchte vor allem den Weg in Richtung meiner tiefen Depression beschreiben, und alles, was dazu beigetragen hat. Das Zurückschauen tut manchmal weh. In meiner Therapie habe ich es oft getan, aber aus der jetzigen Perspektive des Zurückschauens, mit dem Wissen, dass es andere Menschen lesen werden, spüre ich deutlich, wie sehr ich oft gehadert habe mit all den

Gefühlen und Fragen, die ich als Kind und Jugendlicher hatte.

3. Januar 2021

Drei Kilometer heute, ich schlafe nicht so gut gerade, aber mache mir über drei Kilometer nicht so große Sorgen. Es ist Sonntag und Ben macht einen Ausflug mit seiner Freundin, deswegen laufe ich die Runde mit Verena. Wir müssen nicht um den Aachener Weiher, denke ich mir, als wir schon um den Aachener Weiher laufen. Zu Hause dusche ich warm und mache mir Frühstück, Obst, Rührei und Kaffee. Ich habe heimlich noch zwei Challenges nebenbei: Ich schreibe dieses Buch und ich mache 100 Liegestütze am Tag. Leider schmerzt die Schulter. Mit den Liegestützen habe ich im Dezember schon angefangen und der Supraspinatus ist nicht ganz einverstanden. Mal schauen, wie sich das entwickelt.

4. Januar 2021

Wir laufen wieder zusammen, Ben und ich. Es ist 8:00 Uhr, es ist kalt und wir laufen in Barfußschuhen und Ben sogar in seinen Barfußsandalen und die paar Seelen, die so früh draußen sind, schauen uns schräg an. Ich liebe Deutschland. Wir laufen heute am Lindenthaler Kanal, den Aachener Weiher kennen wir ja jetzt schon. Bisher ist das Laufen noch angenehm. Wir laufen langsam, weil wir noch ein paar Kilometer vor uns haben. Dadurch können wir aber auch sehr entspannt durch die Nase atmen. Wir plaudern und nehmen bewusst die Umgebung wahr. Es fällt mir noch leicht, nebenher Sachen zu unternehmen.

Ich kann nach einer kurzen Pause noch zu einem Meeting, ein paar Seiten schreiben, mit meiner Tochter eine Runde raus und einkaufen gehen. Ich hoffe, das halte ich so durch.

5. Januar 2021

8:00 Uhr morgens, Verena läuft mit. Wir haben einen neuen Meeting-Spot, weil wir am Lindenthaler Kanal anfangen und in Richtung Stadtwald laufen. Für fünf Kilometer muss man sich noch nicht eine Route überlegen, aber das wird bald kommen. Wir sprechen schon ein wenig über die Regeneration und wie wir das in den nächsten Tagen und Wochen optimieren können. Ben holt uns Epsom-Salz für Fußbäder oder die Badewanne. Ich habe gutes Protein bestellt und ich mache immer nach dem Lauf direkt Yoga Nidra. 20 Minuten komplett runterfahren. Ich habe inzwischen schon zwei Kapitel geschrieben. Meine Kindheit und wie ich aufgewachsen bin und ein zweites Kapitel, in dem ich über meinen Selbstmordversuch schreibe. Während des Schreibens erlebe ich diese Momente wieder, das ist emotional, aber auch sehr heilsam. Es fühlt sich so an, als könnte ich diese Emotionen auch mit jedem Kapitel, das ich fertig schreibe, abschließen und ihnen endlich ihren Platz geben.

6. Januar 2021

Es ist der erste Tag, an dem mein Körper keine Lust hat zu laufen. Es regnet, und obwohl es nur sechs Kilometer sind, fällt es mir schwer rauszugehen. Ich habe die Stirnlampe dabei, eigentlich nervt das, merke ich aber erst, als ich unterwegs bin. Ben fühlt sich gut und hat Lust, das motiviert mich auch wieder und wir laufen los. Wie es meistens ist an solchen Tagen, macht es während des Laufens immer mehr Spaß. Wir laufen in den Sonnenaufgang hinein und das tut gut. Zu Hause mache ich Frühstück, ein kleines Schläfchen mit meiner Tochter, dusche mich danach heiß und dehne mich ein wenig. Ich habe ein Coaching geplant. „Walk with Maarten" heißt es und wir gehen, wie die Beschreibung schon sagt, während wir reden. Ich überlege mir, ob es schlau ist, noch mehr zu gehen, aber es fühlt sich gut an und ich werte es als aktive Erholung. Im Buch schreibe ich parallel das dritte Kapitel. Es geht um die Zeit, als ich nicht mehr vom Sofa aufstehen konnte, als ich reglos vor mich hinvegetiert habe. Ich vergleiche es mit meiner heutigen Lage und bin erstaunt, wie weit ich es geschafft habe. Ich lebe, ich spüre, ich akzeptiere alle Elemente des Lebens, Freude, Wut, Demut, Trauer, Schmerzen, alles ist sinnvoll. Ich bin dankbar und froh, dass ich mich selbst an die Hand genommen habe und meinen eigenen Weg gehe.

7. Januar 2021

Heute hat Ben keinen Bock, also muss ich die Energie mitbringen. Ich scherze rum und wir machen uns auf den Weg. Ben schätzt, dass wir bis Mitte des Monats kommen, ich schätze weiter, aber ich kenne mich und wie zäh ich bin. Das Laufen in den Barfußschuhen ist anspruchsvoll für die Füße, zwingt mich aber auch, an meiner Lauftechnik zu arbeiten. Ich mag das Laufen ja gar nicht, merke aber, dass es mir inzwischen ein wenig Spaß macht, oder vielleicht ist das nur die Regelmäßigkeit, die das ausmacht. Zu Hause mache ich mir einen Smoothie mit Bananen, Erdnussbutter, Protein, Haferflocken und allem, was ich finden kann. Ich verfolge mit meiner Frau, wie Trump-Supporter das Capitol stürmen, und „inspiriert“ von so viel Stumpfheit, schreibe ich das ganze dritte Kapitel fertig.

8. Januar 2021

Ben muss einen Kurs via Zoom geben, also laufe ich am frühen Morgen mit Mateusz die acht Kilometer. Mateusz ist mein BJJ-Trainer und Kumpel aus der Sportakademie. Er ist ein Kämpfer, kein Läufer, genauso wie ich, aber wir kommen ziemlich gut durch. Obwohl er mir später beichtet, dass er seine Beine schon gespürt hat. Ich hole mir beim Bäcker was Leckeres, ich muss viel Essen, weil ich leicht abnehme, sorry an die, die mich jetzt hassen. Heute habe ich viele Coachings, also komme ich gar nicht zum Schreiben. Ich bin immer noch begeistert davon, wie viele Menschen mitlaufen. Es sind insgesamt schon 36 Kilometer, die wir gelaufen sind, und ich glaube, dass viele Menschen mit Ihren guten Vorsätzen nicht so weit kommen.

9. Januar 2021

„Go, run“, sagt meine Frau, als ich heute am Morgen rummeckere, dass ich keine Lust habe zu laufen. Ich habe die kurze Hose gegen eine Lauf-Leggings ausgetauscht. Ben hat Probleme mit seiner Ferse und läuft nicht, deswegen laufe ich allein. Der Vorteil, und auch wirklich der einzige Vorteil, ist, dass ich direkt aus der Tür, und auch wieder bis zur Haustür laufen kann. Ich laufe allein ein wenig schneller und muss mich selbst im Griff halten, nicht noch schneller zu laufen. Ich bin dann zwar schneller zu Hause, aber verausgabe mich auch mehr, was für die nächsten Tage zum Problem werden könnte. Es ist leer am Lindenthaler Kanal und im Stadtwald am Samstagmorgen um 8:00 Uhr. Ich genieße die Stille während des Laufes. Ben kommt auf dem Fahrrad zu mir, um mich zu begleiten und aufzumuntern. Er hat es aber schwerer als ich, glaube ich. Es fällt ihm schwer, nicht zu laufen, er ist auch im Grunde ehrgeizig und neugierig wie ich. Wir sprechen darüber, dass es darum geht, zu erforschen, zu spüren, sich nicht zu peitschen oder was zu beweisen. Bens Entscheidung, Pause zu machen, bleibt bestehen und ich laufe die neun Kilometer heute allein. Wir holen uns einen Kaffee und ich esse drei Kekse dazu. Am Nachmittag gehe ich eine Runde mit meiner Tochter raus und merke, wie müde die Füße sind. Deswegen mache ich am Abend ein heißes Bad mit Epsom-Salz und massiere mich. Es ist Samstag, und da wir uns gerade in einer Pandemie mit Lockdown befinden, ist das Restaurant meiner Frau geschlossen. Ich kann mir also viel Zeit für das Buch und meine Challenges nehmen. Die 100 Liegestützen am Tag musste ich allerdings aufgeben. Meine Schulter tat so weh, dass ich es nicht durchhalten konnte. Ist vielleicht auch zu viel, drei Challenges gleichzeitig. Beim Schreiben des Buches bin ich beim vierten Kapitel angekommen, das von meiner Therapie handelt. Es fühlt sich wie ein „lustigeres“ Kapitel an. Wenn ich mir vorstelle, in dieser miesen Lage gewesen zu sein, muss ich schmunzeln. Gleichzeitig sehe ich aber auch wieder klar, in welch schlimmer Lage wir uns befinden, wenn man die Zahl der psychisch erkrankten Menschen betrachtet, die nicht ausreichend Hilfe erhalten.

10. Januar 2021

Wir laufen heute später, weil ich erschöpft aufgewacht bin, das Nervensystem ist schon ein wenig müde. Wir laufen heute mal wieder am Aachener Weiher, weil mehrere Menschen mitlaufen möchten. Fabian läuft ein paar Runden mit, beziehungsweise sprintet er alle paar Runden an uns vorbei, weil sein Tempo bedeutend höher liegt als unseres. 15-mal um den Aachener Weiher zu laufen, ist ziemlich langweilig, aber am Ende kommt Carla mit einem Freund vorbei und wir holen uns Kaffee und Kuchen. Mittags mache ich eine Pause vom Schreiben und fahre raus zum See. Das Heiß- und Kaltbaden ist gut für die Regeneration und ich habe Lust, draußen ins Wasser zu springen. Es ist wunderbar still und ich atme klare Luft, als ich in den See steige. Ich schätze, das Wasser ist 3 bis 4 Grad kalt und es fühlt sich für meinen müden Körper sehr gut an. Inspiriert vom See schreibe ich zu Hause Kapitel 4 fertig und fange Kapitel 5 an.

11. Januar 2021

Heute sind wir zur Physiotherapeutin gefahren. Melina, eine Bekannte von uns, ist eine sehr gute ganzheitliche Physiotherapeutin, wenn du in Köln mal eine der besten Physios brauchst, checke „Bodyworx“. Vor allem die Waden, Oberschenkel und der untere Rücken sind dran. Gott sei Dank sind wir schon heute Morgen gelaufen und können uns bei Melina vor allem entspannen. Morgen laufen wir zwölf Kilometer, jetzt wird es langsam ernst. Ohne richtige Zeit für die Regeneration macht der Körper nur so gut mit, wie wir ihn behandeln. Deswegen mache ich heute Abend noch eine Tummo-Meditation und ein Wechselbad für die Füße. Im Buch läuft es rund, das Kapitel 5 und die Geschichte, die zu Kapitel 6 führt, inspirieren mich sehr. Ich schaue mir Bilder von einer Renovierung und von Polen an und sehe, wie ich dort anfing, meine eigene Identität zu entwickeln. Wie ich mein erstes echtes „Zuhause" baute. Ein Zuhause in mir, nicht extern, sondern in meinem Herzen, ankommen bei mir selbst. Ich sehe die Bilder des Zimmers, in dem ich lebte, mit magnetischem Whiteboard an der Wand und allen Sprüchen, Gedanken, Anregungen, die ich aufgeschrieben hatte. Ich genieße diese Momente jetzt wieder in vollen Zügen. Sie lassen mich die Schmerzen in den Gelenken bedeutend besser aushalten.

12. Januar 2021

Wir sind spät gelaufen, weil ich heute morgen noch ein Interview für den „Gesunde Psyche Kongress" hatte und wir außerdem ein wenig ausschlafen wollten und der Mini-Regenerationstag ein Segen ist. Um 15:00 Uhr sind wir für die zwölf Kilometer losgezogen und unsere Körper haben sich wunderbar angefühlt. Ich war sehr erstaunt, wie weich meine Beine und Waden sich anfühlten, danke, Melina. ☺

Wir haben unseren Lauf am Kaffeebüdchen beendet und dort einen Kaffee und ein paar sehr leckere Mandelhörnchen genossen. Zu Hause lese ich, dass der Japaner Tomio Takahashi einen Monat lang 65,5 Kilometer täglich gelaufen ist. Das ist eine andere Leistung, denke ich mir. Ich setze mich abends in ein sehr heißes Bad, um meinen Blutkreislauf anzuregen und die Muskeln zu entspannen, und überlege, ob ich jetzt noch was aufschreibe, aber entscheide mich dagegen.

13. Januar 2021
8:31 Uhr, Ben und ich treffen uns mit unseren Fahrrädern am festen Spot. Ich habe okay geschlafen, heute morgen beim Dehnen aber schon gespürt, dass sich mein Körper über Nacht ordentlich zusammengezogen hat. „Na? Bock?", frage ich wie immer mit der Kamera auf Ben gerichtet. „Geht so", antwortet er. Wir laufen los und ich spüre, wie schwer es heute werden wird. Das ist ein schlechter Anfang, das weiß ich, aber ich kann es kaum ignorieren. Ich habe eine sehr gute Kommunikation mit meinem Körper aufgebaut und er sagt mir: Hör bitte auf zu laufen. Machen wir aber nicht, wir schlagen uns durch die 13 Kilometer und schaffen es am Ende ganz okay. Mein Fuß verkrampft ein wenig und ich merke, dass die Waden leiden. Ich bin bei Kapitel 6, „kaltes Polen", angekommen, und da mich diese Zeit so inspiriert hat, kostet mich das Schreiben wenig Mühe. Ich benutze immer noch die Pomodoro-Technik, um optimale Leistung mit optimaler Entspannung zu kombinieren und finde es fast schade, dass ich irgendwann aufhören muss, weil ich ge-

rade so viel Inspiration spüre. Meine Frau schenkt mir einen Noise-Cancelling-Kopfhörer als spätes Weihnachtsgeschenk. Das wird mich beim Schreiben unterstützen, da es zu Hause schon immer wieder Ablenkung gibt und ich meine alten Kopfhörer leider kaputt gemacht habe. Ich bin überglücklich und beende den Tag mit 30 Minuten Klaviermusik und Meditation in „Noise-Cancelling-Quality“.

14. Januar 2021

Heute filmt Jan einen Teil unseres Laufs, oder eher laufen wir bis zum Fühlinger See, wo Jan uns filmt und wir noch kurz schwimmen gehen wollen. Letzteres machen wir nicht, es wird zu kalt beim Rumstehen. Auf dem Weg dorthin merken wir, dass es nicht ansatzweise hinkommt, 14 Kilometer zu laufen, und wir müssen nochmal durch den Wald am Fühlinger See laufen. Mein linker Fuß macht mir schon richtig Ärger. Als wir ankommen, sind wir 12,5 Kilometer gelaufen und sparen uns die letzten 2,5 Kilometer für die Aufnahmen auf. Tilman und ein Kumpel sind am See und empfangen uns, nicht mit warmem Kaffee, wie erhofft, aber trotzdem herzlich. Ben und ich laufen die letzten paar Kilometer noch mal für die Kamera und danach fahren wir nach Ehrenfeld für ein verdientes Käffchen. Der Kaffee ist aufs Haus, sehr lieb von Tilman! Als ich nach Hause komme, nehme ich eine heiße Dusche und währenddessen ruft mich Max ungefähr 15-mal an. Als ich zurückrufe, sagt er mir, dass ich gerade einen Termin mit Curse habe, um einen Podcast aufzunehmen. „Ich dachte, das wäre morgen“, sage ich und springe aus der Dusche heraus, um mich schnell anzuziehen und meinen Laptop und das Mikro zu holen. Curse ist ganz entspannt, als ich ihn via Zoom anrufe und mich entschuldige. Der Podcast ist der Hammer, wir haben ein langes, intensives, offenes Gespräch und ich freue mich, ihn mal in echt zu sehen. Nach dem Podcast besorge ich mir noch ein paar Sachen, die ich für die nächsten Tage brauche: Essen, Pflaster, Magnesium.

15. Januar 2021

Heute bin ich allein gelaufen, weil Ben und ich am Freitag viele Kurse geben und es nicht zusammen geschafft haben. Allein laufen fällt schwerer, 15 Kilometer allein zu laufen, ist bedeutend schwerer. Ich laufe durch den Stadtwald und höre mir den Podcast von Curse an. In einer Folge erzählt er etwas über ein Tier, das man zunächst nicht erkennt, das alles kann, aber wenn man das Tier am Rücken berührt, hat es auf einmal Flügel. Ich erkenne, wohin er möchte. Dass wir so viel mehr können, als wir oft denken, und nicht unbedingt extern etwas dazulernen müssen, sondern tiefer in uns reinschauen. Ich spüre die Energie seiner Worte, und bevor ich es bemerke, bin ich schon bei 12 Kilometern. Ich mache mich auf den Rückweg nach Hause und muss noch dreimal um unseren Block, um die 15 voll zu machen. Heiße Dusche, Essen, Eisbad und Regeneration stehen an. Ich schreibe Kapitel 6 fertig und fange mit Kapitel 7 an. Was habe ich eigentlich alles umgesetzt, nachdem ich in Polen war? Ich bin erstaunt über Projekte, die ich schon wieder vergessen habe, Podcasts, die Idee für dieses Buch, die Musik, die ich schrieb, Speeches, Gespräche mit Experten und Betroffenen. Meine eigene Reise betreffend meines Körpers, der Kälte, Atmung und der Bewegung. Ich versuche, es alles aufzuschreiben und weiterzugeben.

16. Januar 2021
Ich muss noch mal allein raus, Bens Wade tut weh und er kann nicht laufen, wenigstens nicht ohne ein Risiko einzugehen, und das möchten wir nicht. Gott sei Dank melden sich Nico und Verena, um die 16 Kilometer mitzulaufen. Ich fühle mich auch ein wenig steif und dusche mich erst mal heiß, rolle mich danach auf der Blackroll weich und dehne mich. Dann mache ich mich auf den Weg zu Verena, und zusammen joggen wir rüber zu Nico. Heute machen wir mal einen Brückenlauf, unten am Rhein entlang über die Brücke bei Rodenkirchen und wieder zurück auf der anderen Rheinseite. Mein Sprunggelenk tut weh und ich habe meine Basketball-Schuhe mit etwas mehr Dämpfung angezogen. Problem dabei ist, dass meine Füße so breit geworden sind durch das barfuß Gehen, dass ich in den Basketball-Schuhen Blasen bekomme. Ich bin gespannt, ob mir das in den nächsten Tagen zum Verhängnis wird. Auf den letzten Metern macht Verena „The Final Countdown“ an und zieht mich noch ein Stück mit, das hilft ungemein, weil ich müde bin. Kapitel 7 ist schön und frustrierend zugleich. Ich spüre meine Wut auf die Kunst, auf den Sport, auf die Leistungsanforderung, auf den Kommerz. Ich spüre, wie Liebe kaputt gegangen ist. Ich bereue es nicht aufgestanden zu sein und aufgehört zu haben einfach mitzumachen. Einfach ehrlich gesagt zu haben: „Ich mache bei

diesem Wahnsinn nicht mehr mit." Andererseits spüre ich Liebe und Respekt für meinen Weg, endlich wieder Kunst machen zu können, als Coach im Sport den Weg junger Athleten mitzubestimmen, diesen nachhaltiger und offener gestalten zu können. Ich rede über Gefühle, über Angst, über wirkliche Performance in meinen Augen. Ich weine, da ich spüre, dass ich viele Chancen habe liegen lassen, und ich weine, weil ich die Chancen jetzt für Andere anbieten darf. Ich bin dankbar.

17. Januar 2021

Die Regeneration wird immer wichtiger, weil wir immer wenig Erholungszeit haben. Ich stehe morgens früh genug auf, um duschen zu können und mich dann auf der Blackroll zu rollen und danach zu stretchen. Mittlerweile muss ich auch eine Kleinigkeit essen bevor wir loslaufen. Über den reinen Willen geht es nicht mehr. Aufgrund des Intermittent-Fastens kann ich morgens nicht mehr so einfach was essen, ohne mich sehr voll zu fühlen. Aber Porridge und ein wenig Banane sind gut. Es hat geschneit und es sieht wunderschön aus. Ben ist wieder am Start und es fühlt sich alles gut an. Ich werde von Bens Triathlon-Freunden schon liebevoll der „Maulesel" genannt, weil ich stoisch immer weiterlaufe und vielleicht auch nicht die eleganteste Lauftechnik habe. Wir laufen durch die Schneelandschaft und fühlen uns ganz okay. Als Ziel setzen wir uns einen Kaffee von Tilman und damit kommen wir gut durch. Es ist nicht leicht, aber ich bin erstaunt, was der Körper mitmacht, wenn man ihn gut behandelt, pflegt, zuhört und manchmal ein wenig über

seine Grenzen treibt. Kapitel 7 ist zu Ende, Kapitel 8 ist eine Art „Self-Help“-Kapitel. Ich schreibe in diesem Buch etwas zu meiner Denkweise und wie sie sich verändert hat, zum Beispiel durch die „12 rules for life“ von Jordan Peterson. Ich habe meine eigenen „Regeln“ aufgestellt, und als ich sie wieder lese, merke ich, dass ich viele losgelassen habe. Denn alles im Leben ist Prozess, Regeln und Methoden sollten nie starr sein, denn wir Menschen sollten es auch nicht sein. ☺
Ich habe schon wieder neue Mantras und Glaubenssätze, neue „Regeln“. Trotzdem haben diese Regeln mich weitergebracht, und sie sind immer noch sinnvoll.

18. Januar 2021
Heute haben wir später am Tag wieder Physiotherapie, und das hilft Körper und Geist. Melina hilft uns jedes Mal wieder auf die Beine, macht unseren Körper ein wenig weich und hilft uns auch, das richtige Mindset zu behalten. Wir laufen an einem Wald-Kindergarten vorbei und ich stelle mir vor, dass meine Tochter dort auch hingehen könnte, das wäre der Wahnsinn. Wir bringen ein Geschenk bei einer Freundin von Ben in Efferen vorbei und haben somit noch ein kleines Ziel. Ich habe die alten Laufschuhe von Ben an, die sind ein wenig besser und minimal breiter, aber ich spüre meine Blasen trotzdem. Die werden nicht besser werden, das weiß ich schon. Abends lege ich die Beine hoch, an der Wand. Ich schaue meine Füße an und erschrecke mich. Zwei Nägel habe ich verloren, den dritten habe ich schon nach meinem Monsterlauf letztes Jahr verloren. Ich entscheide

mich, einen Quarkeimer zu machen und meine Füße darin zu regenerieren und die Entzündungen aus dem Gewebe zu ziehen. Was man nicht alles macht, um fit zu bleiben. Ich schreibe mit meinen Füßen im Quark weiter, über die Vlogs, die ich anfing, als mein Kumpel Pedro mich dazu motivierte. Und was daraus entstanden ist. Das war der Anfang von #deutschlandwirmüssenreden. Obwohl ich die ersten Videos auf Englisch gemacht habe, wurden sie von vielen deutschen Freunden geschaut und ich bekam das erste Feedback. „Mutig" hieß es oft. Oder: „Ich wusste gar nicht, dass es dir so schlecht geht." Oder: „Du? Das hätte ich nie erwartet." Und egal wie sehr ich versuchte, meine Message für mehr Offenheit anzubringen, merkte ich, dass die meisten Menschen mich eher als Opfer sahen. „Ach wie schlimm." Paradox, da ich mit dem vloggen erst anfing, als es mir schon viel besser ging. Als ich die Energie hatte, mich für mehr Offenheit, mehr Gefühle, mehr Kommunikation einzusetzen. Das ist jetzt schon ganz anders, ich bin stolz, es geschafft zu haben, das Bild zu verändern, ich bin dank meiner Depressionen so weit gekommen. Ich bin so viel glücklicher, seitdem ich mit meinen Gefühlen arbeite, mit allen Gefühlen. Obwohl ich immer weniger Zeit habe zu schreiben, weil wir länger und länger laufen und viel Zeit für Regeneration brauchen, komme ich immer schneller voran. Ich werde noch mal zu einem echten Autor! Ich steige ins Eisbad, nachdem ich 30 Minuten mit meinen Füßen im Quarkeimer verbracht habe, und schreibe, während meine Beine frieren, Kapitel 9 fertig.

19. Januar 2021

Wow, es ist der helle Wahnsinn, was Melina mit unserem Körper macht. Wir fühlen uns heute fast wie aus dem Ei gepellt. Weich, federnd und fröhlich laufen wir unsere Runde. Wir sprechen irgendwann über unsere Eltern, und ich entscheide mich, meinen Vater per Videochat anzurufen. Dieser Trip macht emotional, ich bin dünnhäutig und sage meinem Vater, dass ich ihn liebhabe und gerne dieses Jahr mit ihm in ein Häuschen in den Bergen möchte. Er hat mich auch sehr lieb, und obwohl er direkt fragt, „wo man denn in den Alpen segeln kann", verspricht er mir, dass er mitkommt. Erinnere mich bitte daran, wenn du das hier liest, dass ich das auch unbedingt mache. Wir belohnen uns nach 19 Kilometern, wovon die letzten Kilometer ein Trip durch Bens Erinnerungen sind an seiner alten Wohnung aus der Studentenzeit vorbei, mit einem Kaffee bei Tilman. Der schmeckt wie immer hervorragend und wir sind gerade ziemlich zuversichtlich, dass wir das Ding hier auslaufen werden. Kapitel 10 steht an, die Speech, die Öffentlichkeitsarbeit, die Dokumentation. Ich erlebe die Momente beim Schreiben wieder. Wie ich auf die Bühne laufe, in meinen Adiletten. Aufgeregt, aber irgendwie auch sehr fokussiert, dieses verdammte Tabu zu brechen. Ich schaue mir das Video an und finde, dass ich schnell spreche, oder ist das, weil ich müde bin? Ich breche das Schreiben ab, heute ist mir nicht danach. Ich schlafe.

20. Januar 2021

Und dann kommen, so unerwartet wie der Regen, Schmerzen. Ich bin wieder auf meine Barfußschuhe gewechselt, weil die Blasen zu schlimm geworden sind. Die Barfußschuhe aber federn nicht so, weil sie sehr dünn sind, und auf halber Strecke tut mir das Sprunggelenk richtig weh. Wir haben uns geschworen, nicht über unsere Schmerzgrenzen hinaus zu laufen, und ich versuche für mich einzuschätzen, wo diese Grenze ist. Es ist vor allem die Blase am linken kleinen Zeh, die am meisten Probleme macht, oder eher die Blase auf der Blase auf der Blase. Der ganze Zeh ist dick und entzündet. Ich schlage mich bis Kilometer 17 durch und muss dann ein Stück gehen. Ich hadere, möchte ehrlich bleiben und kommuniziere mit meinem Körper. Ich möchte aber auch nicht aufgeben, wenn ich mir nicht sicher bin, ob ich die Grenze erreicht habe. Den letzten Kilometer schleppen wir uns mehr fort, als dass wir laufen, vor allem ich, Ben geht es ganz okay. Und dann sind wir da, 20 Kilometer. Insgesamt haben wir schon 210 Kilometer zurückgelegt, ohne Pause, ohne irgendwas. Das ist schon ziemlich gut und ich versuche, mir das selbst erst mal zu erklären: „Du würdest jedem anderen Menschen raten aufzuhören bei solchen Schmerzen und sagen, dass es jetzt schon fantastisch ist." Dieser ewige Zwiespalt zwischen dem, was man sagt, und dem, was man spürt. Als ich auf Instagram poste, dass ich mir nicht sicher bin, ob wir weitermachen können, kommen die schönsten Vorschläge und Nachrichten. „Lasst uns die 21 km aufteilen, ich laufe schon mal 7 km für euch." Und: „Scheitern ohne Scham ist eine große Tat."

Das freut mich, regt mich aber gleichzeitig auch ein bisschen auf. Ich schreibe heute nicht, ich muss mich erst mal sammeln und schauen, ob wir morgen noch mal laufen können.

21. Januar 2021
Wir laufen nicht, heute auf jeden Fall nicht. Als ich meinen Körper den kleinsten Hinweis gebe, dass er vielleicht aufhören darf, hat er sofort alles runtergefahren, wirklich alles. Ich bin zu müde, um aufzustehen und zur Toilette zu gehen, meine Beine sind übersäuert wie nach dem Tag, an dem ich 80 Kilometer gelaufen bin, und mein Nervensystem ist platt. Das Gefühl kenne ich nun zu gut, seitdem ich viel Atem- oder High Intensity Training mache. Die Blasen auf meinen kleinen Zeh eitern und bluten, der Körper hat keine Lust mehr. Das Ziel des Ganzen war zu schauen, ob es möglich ist, einen Monat immer einen Kilometer weiter zu laufen. Vielleicht ist es das. Wenn ich den restlichen Tag gar nichts mehr zu tun hätte, schlafen und professionell regenerieren könnte, und wenn ich das richtige Schuhwerk hätte und vorher Intervalltraining etc. gemacht hätte, dann ... Das alles haben wir nicht, und das ist völlig in Ordnung. Wären die Blasen nicht gewesen, hätte es, glaube ich, anders ausgesehen. Das entkräftet unsere Physiotherapeutin Melina am nächsten Tag. „Dein ganzer Fuß ist platt, die Muskeln haben sich alle zusammengezogen, das war das Ende der Belastung." Sie versucht, alles ein wenig zu lockern, und schaut mich zwischen amüsiert und besorgt an. Ich verspreche ihr, dass ich morgen nicht direkt weiterlaufe und erst mal ein

wenig mit meinem Körper kommuniziere und schaue, wie die Belastung sich anfühlt. „Ihr solltet aber auch nicht einfach direkt wieder von hundert auf null gehen", warnt sie mich. „Baue die Belastung langsam ab." Ich habe, gegen all meine Erwartungen, Spaß am Laufen gefunden und habe sogar Lust, die nächsten Wochen noch ein wenig zu laufen, also kommt das gut hin. Da ich jetzt wieder viel Zeit habe, setze ich mich auf das Sofa, wo ich immer schreibe, und mache weiter mit Kapitel 10. In den nächsten Tagen schreibe ich am Stück durch, manchmal unterbrochen von Spaziergängen, Essen kochen oder mit meiner Tochter spielen. Aber ich schreibe wie ein Verrückter. Das Laufen hat eine Flamme in mir entfacht, die ich jetzt ins Schreiben trage. Kapitel 10, 11 und 12 stehen innerhalb kürzester Zeit. Und dieses Kapitel schreibe ich ohnehin schon als Tagebuch. Das heißt, ich werde es schaffen, das Buch innerhalb eines Monats fertig zu schreiben.

27. Januar 2021
Heute laufe ich nochmal 10 Kilometer, und ich bin erstaunt, wie einfach das ist. Die letzten Touren waren doppelt so lang und täglich. Ich finde es lustig, dass ausgerechnet ich den Spaß am Laufen bekommen habe. Mit Ben habe ich den Plan gefasst, am 31.01. abschließend die 31 Kilometer zu laufen. Einfach schauen, ob wir es schaffen und spüren, wie es ist, so weit zu laufen.

31. Januar 2021

Um 9:15 Uhr laufen wir los, Ben, Verena und ich. Via Instagram haben verschiedene Menschen vorgeschlagen, uns zu unterstützen für jeden Kilometer, den wir laufen. Einige machen unsere Challenge noch mal mit und laufen so weit, wie sie können. Jan ist dabei und filmt. Die Laune ist bis Kilometer 17 ziemlich gut, dann kippt die Stimmung. Ich merke, dass Ben still wird, und versuche mit Späßchen, die Moral hochzuhalten. Das funktioniert einige Kilometer später erst, und ab Kilometer 20 sind wir im letzten Drittel und spüren ein wenig Euphorie. Den Lauf werden wir beenden bei Zwoo Coffee Roasters, darauf freuen wir uns schon alle sehr. Ich werde danach Burger essen, verspreche ich mir selbst. Es ist so weit, wir haben es geschafft, beziehungsweise, so fühle ich mich ab Kilometer 25, die letzten 6 Kilometer laufen wir wieder stadteinwärts, durch den Grüngürtel Kölns, die Laune ist so wie das Wetter, sonnenklar. Vor dem Fenster von Tilmans Laden beenden wir unseren Lauf bei 31,087 Kilometern. Freunde erwarten uns dort mit Sekt, Kaffee und Nussecken. Zum ersten Mal in meinem Leben spüre ich dieses oft beschriebene „Runners High“. Ich habe keinen Bock aufzuhören, könnte gefühlt noch hundert Kilometer laufen. Aber als ich ein paar Minuten sitze, einen Kaffee getrunken habe und runterfahre, merke ich, wie müde ich bin.

Ich habe nur noch heute, um das Buch fertig zu schreiben, ist mein erster Gedanke, als ich zu Hause angekommen bin. Unsinn, denke ich sofort danach. Ich habe mir vorgenommen, ein Buch in einem Monat zu schreiben, und das hat ziemlich gut hingehauen. Ich bin am letzten Kapitel dran, aber jetzt lege ich mich erst mal hin und schlafe.

Als ich um 17:00 Uhr aufwache, habe ich richtig Lust, über diesen verrückten Monat zu berichten, und schreibe das Kapitel hier zu Ende. Was für eine Achterbahnfahrt voller Gefühle. Ich kann es noch gar nicht beschreiben, außer dass ich zutiefst berührt und dankbar bin.

Dankbar für Ben, ein Freund, der (so wie Jakob) „jeden Scheiß mitmacht". Er ist da, weil er genau so viel Lebenshunger hat, weil er spüren, erfahren und sich austauschen möchte. Weil er wissen will, wo seine Grenzen liegen und darüber hinauswachsen möchte. Weil es geht und nicht aus Zwang.

Ich bin dankbar für alle Freunde, die mitgelaufen sind, online und offline, für Verena, die mich so oft durch die letzten Kilometer gezogen hat, für meine Familie zu Hause, die gekocht und massiert hat.

Dankbar für Max, der mich begleitet, so gut er kann, als halb-alleinerziehender Vater und Selbstständiger.

Für Jan, der immer wieder die schönsten Bilder von meinen verrückten Versuchen, die Öffentlichkeit zu erreichen, macht, um mehr Aufmerksamkeit zu bekommen für das, was mir so wichtig ist: wir.
Wir verdienen es zu spüren, uns zu äußern, zu leben, wie wir es für richtig halten, und nicht wie andere meinen, dass es richtig ist. Ich schreibe dieses Buch inmitten einer Pandemie, aber es gibt eine viel größere Pandemie, schon lange. 350 Millionen psychisch er-

krankte Menschen, unnötig, wenn ihr mich fragt, wir können es so viel besser machen, für so viele Menschen. Ich sehe täglich das Leiden, und es bringt mich um, ich muss nicht unbedingt auf die große Bühne, aber irgendwie habe ich keine Wahl. Ich muss sprechen, ich muss schreien, toben, ich muss gehört werden.
In meiner Speech sage ich am Schluss: Ich habe angefangen zu sprechen und ich möchte, dass ihr mit mir sprecht, denn nur so können wir den längst überfälligen Schritt machen, was an Depressionen zu ändern. Indem du und ich uns anschauen und sprechen, indem wir die Natur des Menschen wiederfinden, alles hinterfragen, die Regeln neugestalten, indem du und ich uns trauen zuzugeben, dass etwas verkehrt ist – nur dann können wir es besser machen. Lasst es uns besser machen, bitte, Deutschland, bitte, Welt, sprecht.

1. Februar 2021
#hackingmydepression ist fertig. Ich habe ein Buch geschrieben, Wahnsinn! Angekommen im letzten Kapitel bekomme ich auf einmal Angst. Viele Ängste, die wir als Menschen haben und zu selten ansprechen: Was ist, wenn keiner das hier lesen möchte? Ist es überhaupt interessant genug? Stimmt alles so, wie ich mich erinnere? Bin ich überhaupt gut genug, ein Buch zu schreiben? Mache ich mich jetzt wichtiger, als ich bin?

Und dann meditiere ich, eine lange Zeit, und frage mich selbst: Was möchtest du, Maarten? Ich möchte meine Geschichte aufschreiben, eigentlich eine ganz normale, verrückte Geschichte von einem Jungen, der versucht, in dieser komplizierten, schwierigen, schrägen Welt klarzukommen. Eine Geschichte, wie ich erst den Weg gehe, der alle gehen. Versuche mich anzupassen, versuche das, was in mir steckt, zu zerdrücken, zu ignorieren oder zu verändern. Ich möchte am liebsten, dass du es liest und den Mut und die Hoffnung spürst, dass es sich lohnt, irgendwann von diesem Weg abzuweichen, wenn er dich nicht glücklich macht. Ich möchte dir zeigen, dass die schlimmsten Schmerzen vielleicht die sind, die entstehen, wenn du deine wahre Natur nicht erfolgreich versuchst zu ignorieren. Du hast Gefühle, diese haben einen Grund, sie sind Wegweiser und du solltest zuhören. Kinder zeigen allen Erwachsenen ihre Wunden. Ist dir das schon mal aufgefallen? Kinder kommen zu dir, wenn sie eine Wunde haben. „Aua“, sagen sie und zeigen dir die Hand mit der Wunde. Sie teilen ihren Schmerz, sie möchten, dass du siehst, dass sie sich verletzt haben. Sie möchten die Angst, die die Verletzung mit sich bringt, teilen mit dir. Sie möchten, dass du sie tröstest und sagst, dass alles besser wird. Irgendwann hören wir damit auf, irgendwo auf dem Weg zum Erwachsen-Werden bekommen wir Angst vor der Angst. Wir machen das, was wir gelernt haben. Einfach weitermachen, Maske auf, keine Fragen, keine Emotionen. Und in uns drin baut sich ein Druck auf, den wir mit Mitteln versuchen zu lösen, die nicht dafür gemacht sind. Und wenn diese Mittel ihren Zweck verfehlen, fallen wir in ein tiefes schwarzes Loch. Jeder geht anders mit diesem Loch um. Manche stürzen sich noch mehr in Performance, manche werden lethargisch, manche fokussieren sich auf Andere, um ihre eigenen Schmerzen nicht wahrnehmen zu müssen, manche steigen aus dem Leben aus. Und noch viel zu wenige stehen auf, machen die Tür auf und gehen ihre eigenen Wege. Viel zu wenige sprechen mit ihren Nächsten Klartext und lernen zu kommunizieren, wie sie sich wirklich fühlen, was sie wirklich brauchen und was sie vom Leben erwarten.

#deutschlandwirmüssenreden

Als ich das erste Mal die Meditationen von Dr. Joe Dispenza ausprobierte, wurde ich überwältigt von der Tatsache, dass ich gar nicht wusste, wie ich eigentlich leben möchte, was ich eigentlich vom Universum empfangen möchte, was ich gerne loslassen wollte. Es war ein sehr langer Weg dahin, ein Weg mit Kälte, Schmerzen, Schweiß, Geschrei, Verzweiflung, Freude, Euphorie. Aber es war in jedem Moment ein besserer Weg als zuvor. Ein echter Weg, mein Weg. Die volle Verantwortung zu übernehmen für sich selbst, ist sauschwer. Du darfst auf einmal nicht mehr sagen, dass es „allen anderen besser geht" oder „dass dir nie jemand hilft".

Alles liegt bei dir. Wenn es anderen besser geht, ist das deine eigene Sache, du kannst es jeden Moment verändern, wenn du es machst. Wir leben in einer Welt, wo praktisch alles möglich ist, außer einfach glücklich zu sein, so wirkt es jedenfalls oft.

Ich glaube, dass Glück eine simple Sache ist. Volle Verantwortung übernehmen, mittendrin sein, alles akzeptieren und dann eventuell ändern.

Wenn ich „graue Tage" habe, akzeptiere ich sie zuallererst absolut. Ich wache auf und merke, es ist irgendwie grau im Kopf. Wenn ich keine Lust verspüre aufzustehen, akzeptiere ich das erst mal völlig. Ich bleibe liegen und starre hoch zur Decke, ohne zu denken: Ich müsste aber wirklich mal aufstehen. Wenn meine Frau mich fragt, was los ist, sage ich: „Ich fühle mich ziemlich beschissen, ist alles okay, einfach ein grauer Tag, schätze ich." Ich frage, ob sie mir Kaffee kochen möchte, weil ich keinen Bock habe, und sie macht dann Kaffee. Kaffee schmeckt eigentlich immer, sind wir mal ehrlich. Aber wenn mir der Kaffee nicht schmeckt, stelle ich ihn zur Seite und mache Tee.

Ich dusche warm, nicht kalt. Es muss nicht immer gekämpft werden, heute ist ein grauer Tag. Danach setze ich mich mit einer Decke aufs Sofa und spüre, ob ich auf irgendwas Lust habe, Radiohead zu hören und über den Tod nachdenken. UFC schauen und einfach vor mich hinlümmeln.

Es passiert etwas Magisches, wenn ich mir erlaube, einen „grauen Tag" zu haben. Aus der Akzeptanz erwächst ein Flow, ich komme in den Fluss mit mir selbst. Weil ich akzeptiere, dass diese Gefühle zu mir gehören, verlieren sie ihre verwüstende Kraft und werden zu den hilfreichen Stimmen, denen ich zuhören darf. Sie sagen mir: „Du hast dich diese Woche verrannt, hast dir zu wenig Zeit für dich genommen, uns ignoriert. Jetzt ist es Zeit zuzuhören." Und wie in einem Streitgespräch oder einer hitzigen Diskussion lasse ich den Druck ab, indem ich sage: „Ihr habt völlig recht, entschuldigt, dass ich nicht zugehört habe, jetzt bin ich aber da und ihr habt meine Aufmerksamkeit." Und überrascht von so viel Zuneigung lassen die Gefühle ihre Spannung los, sie schreien weniger laut, weil sie gehört werden.

Ich ziehe einen Trainingsanzug mit Löchern an, kümmert mich heute nicht, schlüpfe in Adiletten, denn Schuhe zu binden, ist jetzt zu viel Mühe.

Wenn Freunde fragen, wie es mir geht, sage ich: „Heute nicht so blendend, ehrlich gesagt, und das ist völlig in Ordnung.“ Sie fragen, ob sie was tun können, ob ich Lust verspüre, irgendetwas zu machen, manchmal verspüre ich Lust, manchmal nicht, darf alles sein.

Ich trinke lauwarmen Kaffee und schmunzele über die Tragödie, die mein Leben heute zu sein scheint. Und dann stehe ich auf, weil der Impuls da ist.

Heute ist ein „grauer Tag“, herrlich, dass es sie gibt.

Ich schließe ab mit dem, was ich gerne irgendwann auf ein Poster drucken würde, mein eigenes Mantra, Tag für Tag wieder aktuell und wichtig. Nimm es dir zu Herzen, weil du es so was von Wert bist:

Kämpfe an den Tagen, wo es sich lohnt,
wo du kannst und es fühlst.

Weine an den Tagen, wo es sein muss
und du es brauchst.

Lache, wenn du Lust hast zu lachen,
vor allem draußen umgeben von Fremden.

Geh in den Wald und schreie,
schreie, bis alles raus ist.

Kichere, wenn du im Winter
nackt in den Schnee springst.

Nicht immer wissen,
manchmal einfach wachsen.
Denn erwachsen zu werden, bedeutet,
die Sprache zu lernen,
mit Worten zu erklären,
was du als Kind mal warst.

X M

Printed in France by Amazon
Brétigny-sur-Orge, FR

10541636R00120